BRAIN SCIENCE
前沿科技
脑科学前沿绘本

# 丢失的包裹 2

## 认识记忆

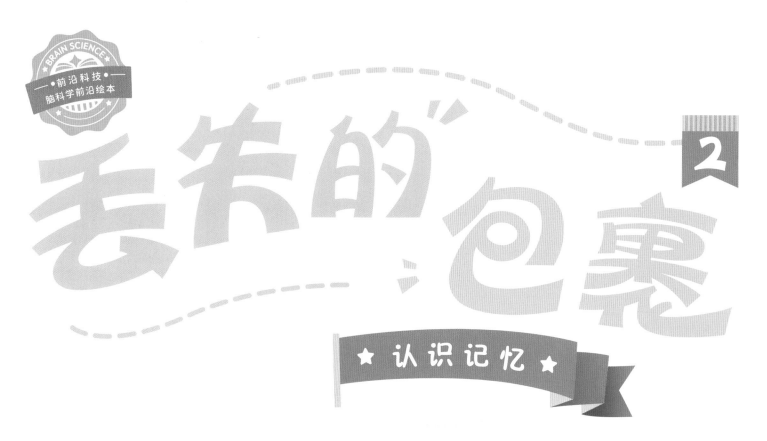

主编 朱孟潇

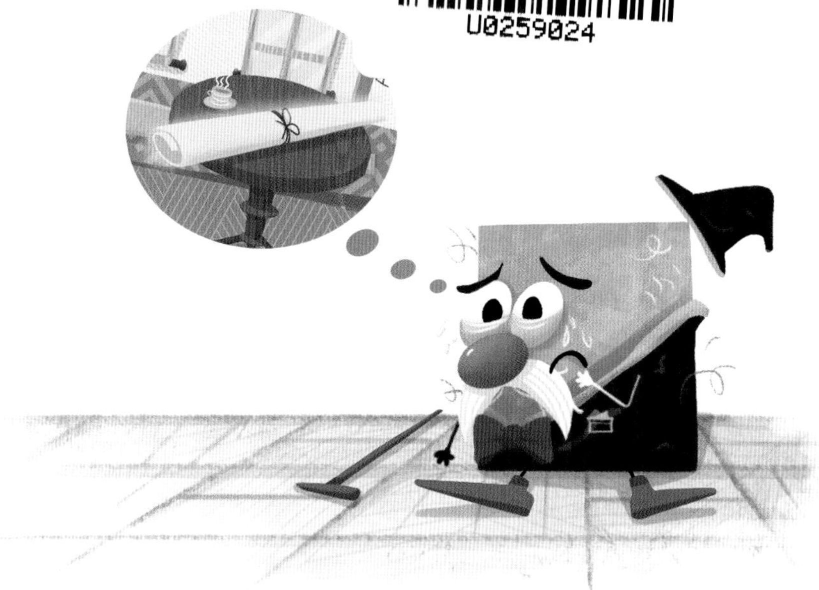

中国科学技术大学出版社

图书在版编目（CIP）数据

丢失的包裹：认识记忆/朱孟潇主编. —合肥：中国科学技术大学出版社，2024.3
（引领未来的前沿科技. 脑科学前沿科普绘本）
“十四五”安徽省重点出版物规划项目
ISBN 978-7-312-05856-1

Ⅰ. 丢…　Ⅱ. 朱…　Ⅲ. 脑科学—少儿读物　Ⅳ. R338.2-49

中国国家版本馆CIP数据核字（2023）第252120号

丢失的包裹：认识记忆
DIUSHI DE BAOGUO: RENSHI JIYI

出版　中国科学技术大学出版社
安徽省合肥市金寨路96号，230026
http://press.ustc.edu.cn
https://zgkxjsdxcbs.tmall.com
印刷　鹤山雅图仕印刷有限公司
发行　中国科学技术大学出版社
开本　787 mm×1092 mm　1/12
印张　4
字数　50千
版次　2024年3月第1版
印次　2024年3月第1次印刷
定价　42.00元

# 编委会

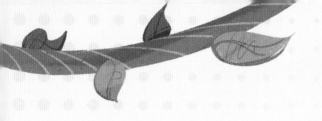

# 序

小朋友们，你们是否好奇我们每个人的视、听、嗅、味、喜、怒、哀、乐、学习、记忆、判断、抉择、语言甚至创造力从何而来？这些都依赖于我们的大脑。其复杂性堪比宇宙的运行。同时，它又随时随地持续不断地在发生着变化。因此，大脑不但塑造和定义了每个独一无二的个体，而且造就了整个人类文明。

小朋友们，你们知道大脑是如何运作的吗？脑科学是一门研究大脑的前沿科学，主要研究脑的结构、功能和疾病等，涉及多个学科领域，例如生物学、心理学、信息科学等。对于脑科学的研究，不仅能帮助我们了解认知、情感、行为和创造力的机制，还可推动脑疾病的治疗和人工智能的发展。

由朱孟潇老师团队精心编绘的“脑科学前沿科普绘本”包含四本：《元多多的神奇世界：认识大脑》《丢失的包裹：认识记忆》《最好的朋友：认识情绪》《混乱的城市：认识注意力》。其中，《元多多的神奇世界：认识大脑》是导读书，帮助小朋友们初步了解大脑的主要结构、基本功能和相关术语；其他三本书则分别介绍记忆的调控与运用、情绪和注意力等脑功能的基本知识。

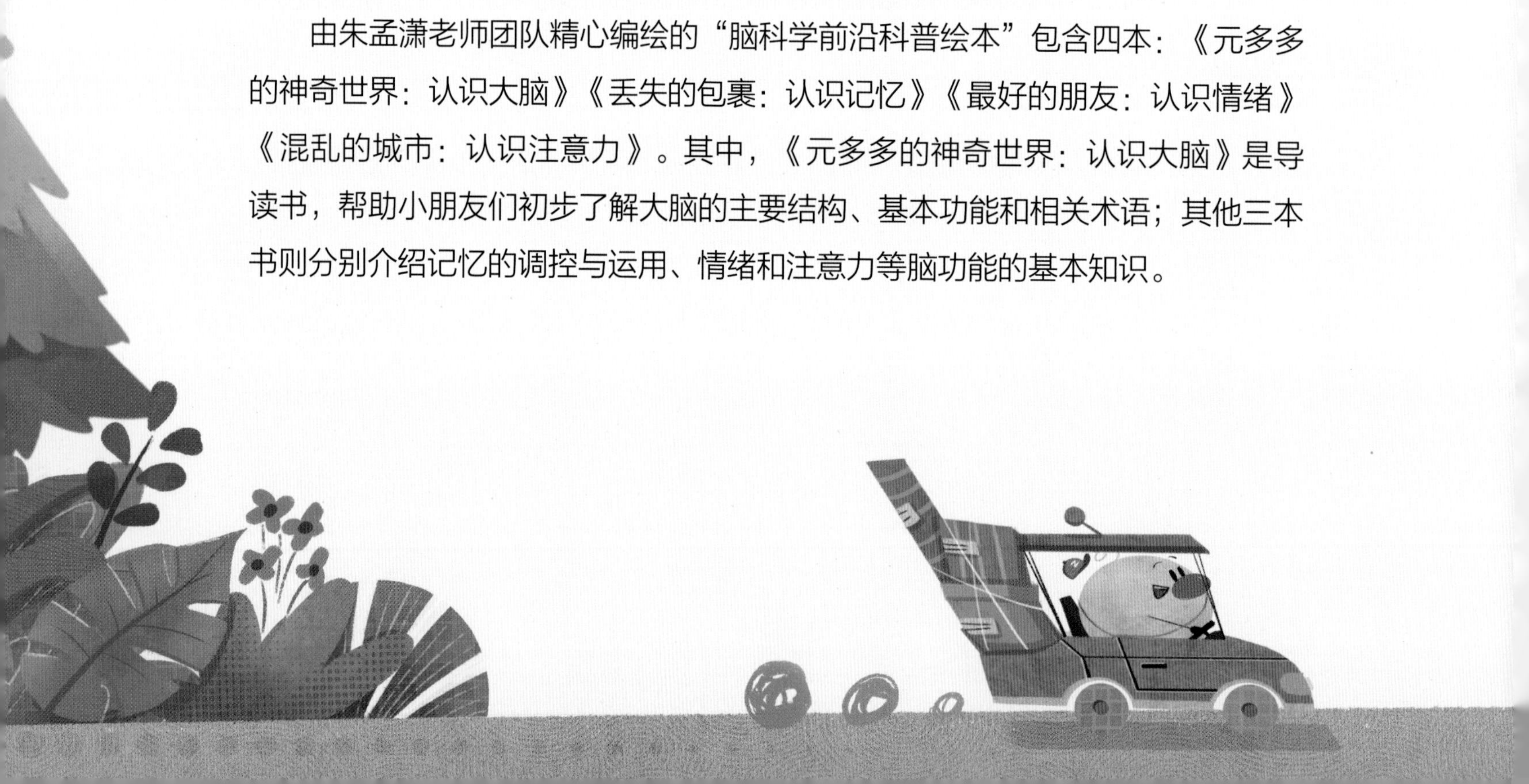

这套绘本以一位勇敢、乐观的快递员元多多为主角，他带领小朋友们开启神秘的送快递旅程，探索人类大脑的奥秘。元多多每次送快递都会遇到各种各样的神奇朋友，他们会带领你们一起探索大脑的各个部位，例如大脑皮层、海马体、小脑等。这些部位都有着自己独特的功能，就像一个个魔法宝盒，等待着你们去开启！

除了精彩的故事情节，这套书还配有精美的插画，插画师们用鲜艳的色彩和生动的笔触，将大脑的奇妙世界展现在你们面前，每一页都色彩丰富，充满想象。

现在，我邀请大家和元多多一起，开启探索奇妙大脑的神奇之旅，愿你们在这套绘本的陪伴下，享受阅读的乐趣，让知识的火花在你们的大脑中绽放！

用脑去理解脑，本身就是一件奇妙的事情！

**薛　天**

中国科学技术大学生命科学与医学部教授、博士生导师

微尺度物质科学国家研究中心神经环路与脑认知部主任

中国科学院脑功能与脑疾病重点实验室主任

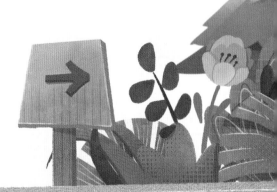

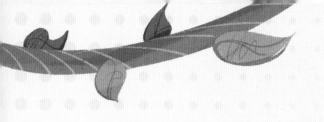

# 前　　言

孩子们对于世界充满好奇心，作为一名多年深耕在认知科学领域的研究者，编写这套绘本，源自我对儿童认知发展的关切。我希望通过这套绘本，将复杂的神经科学知识讲得简单易懂，以有趣和生动的方式向孩子们介绍人类脑部知识，让孩子们在享受乐趣中学习，潜移默化地拓展认知边界。同时，我也希望通过这套图书，让家长和教育工作者们更好地了解儿童大脑的发育过程，为儿童的学习和成长提供更有效的引导。

这套绘本的主角元多多通过送快递的方式探访大脑的不同部分，这是一种象征，鼓励孩子们勇于探索未知领域，勇敢面对挑战。在探险的过程中，孩子们将从元多多的身上领略到勇敢和乐观的精神。同时，这套绘本也为家长和老师们提供了一种新颖的教学资源，帮助他们向孩子们解释复杂的脑部知识，激发孩子们的学习兴趣和好奇心。

本套绘本的出版得到了科技部国家重点研发项目“面向终身学习的个性化‘数字教师’智能体技术研究与应用（2021YFF0901004）”项目的支持。本套绘本在编写过程中，得到了团队成员的大力支持，他们专业且充满激情，具体分工如下：主编朱孟潇负责绘本项目的整体规划和实施，构思故事情节，使之生

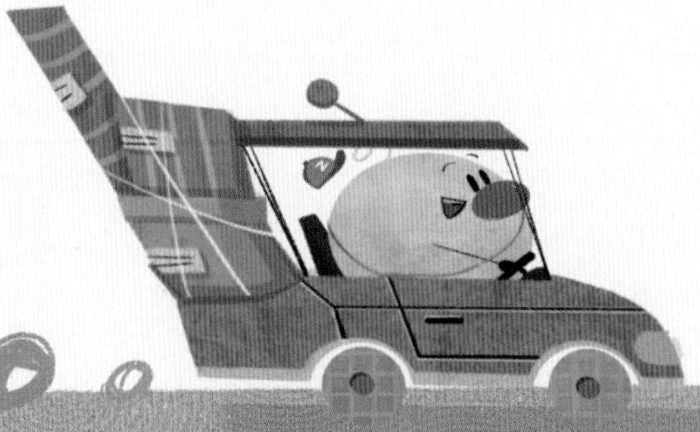

动有趣，并富有教育意义；儿童心理学家负责内容的易懂性和适宜性，以确保故事和知识的传达符合孩子们的认知水平；神经科学家则提供了丰富的科学知识，确保书中讲述的信息准确可靠；插画师用他们的画笔将故事里的每一幅图片都绘制得栩栩如生，让故事更具视觉吸引力。此外，感谢中国科学技术大学心理学系何晓松研究员、中国医学科学院基础医学研究所樊圃研究员和中国科学院心理研究所李甦研究员对本套绘本的科学性和专业性进行把关，感谢中国科学技术大学信息学院特任副研究员李鑫对本书出版的大力支持。

本套绘本最终得以出版，最重要的是要感谢亲爱的小朋友们和家长们，是你们对阅读的热爱和支持，让我们有了持续创作的动力！希望这套绘本的主角元多多能够陪伴你们度过愉快的时光，让你们在阅读中汲取知识的营养，同时也收获快乐的心情。愿这套绘本成为你们学习知识、培养兴趣的好朋友，让你们在探索未知的路上永远充满勇气和好奇心！

现在，快翻开这本书，让我们一起去开启一段愉快的冒险之旅吧！

**朱孟潇**

中国科学技术大学人文与社会科学院、大数据学院研究员、博士生导师

国际传播学会中国理事会主席

科学教育与传播安徽省哲学社会科学重点实验室副主任

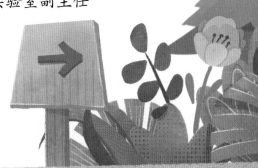

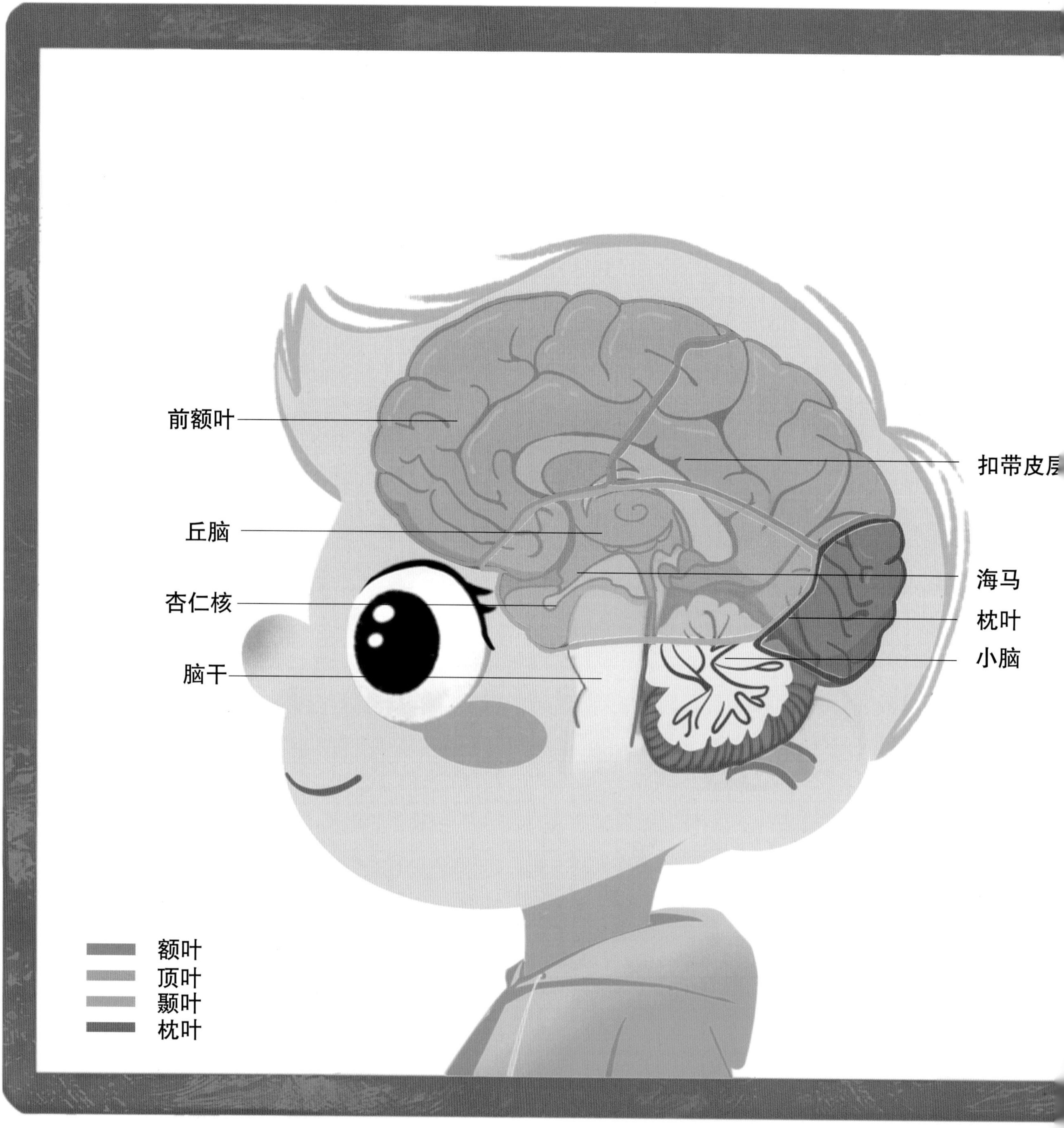
前额叶
扣带皮
丘脑
海马
杏仁核
枕叶
小脑
脑干
额叶
顶叶
颞叶
枕叶

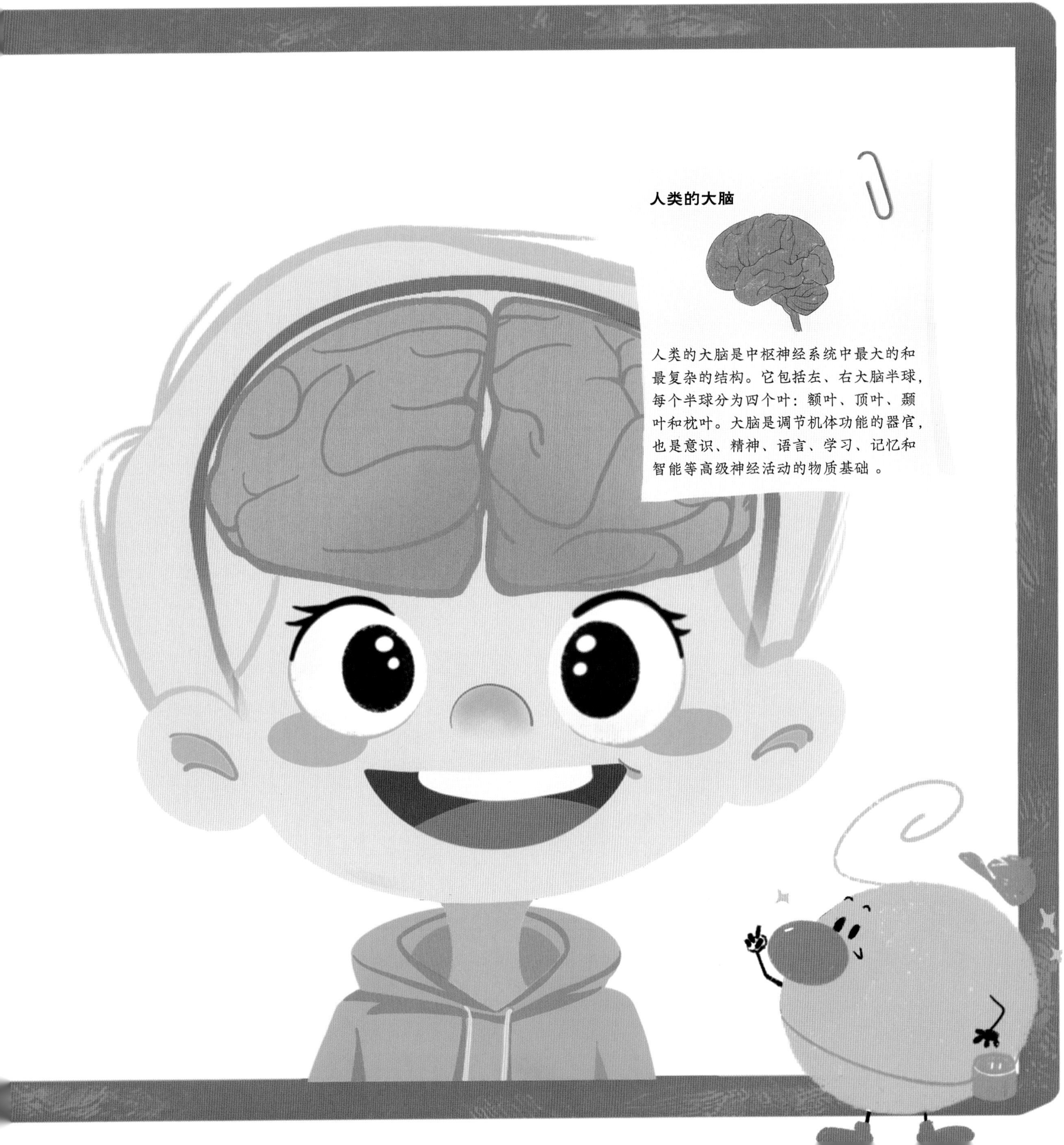

**人类的大脑**

人类的大脑是中枢神经系统中最大的和最复杂的结构。它包括左、右大脑半球，每个半球分为四个叶：额叶、顶叶、颞叶和枕叶。大脑是调节机体功能的器官，也是意识、精神、语言、学习、记忆和智能等高级神经活动的物质基础 。

大家好！我是元多多（人类大脑中的一个电信号），
是大脑城市中一个平凡的送货员。
你用肉眼肯定看不见我，因为我很小很小，
但我却是你的一个老朋友……

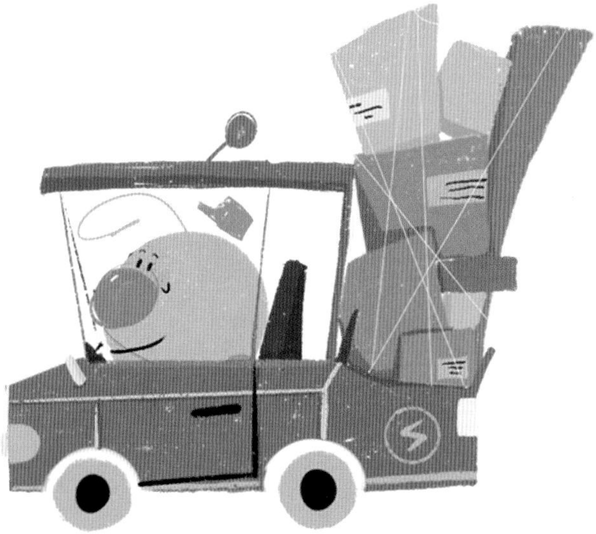

我们的城市被人类称为“大脑”，
所有的送货员都在大脑这个城市里工作。
这里的一切都在为一个人忙碌。
他叫可可，是一个小男孩。

今天是海马体纪念馆举办画展的日子，
城市里的所有人都收到了邀请函。

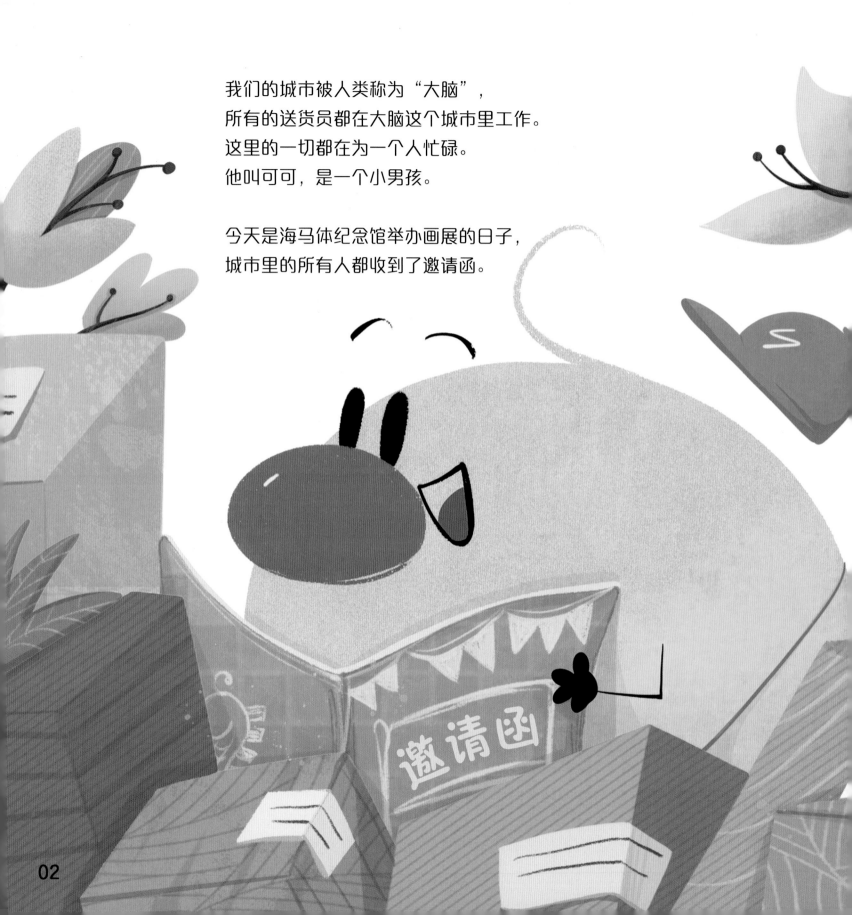

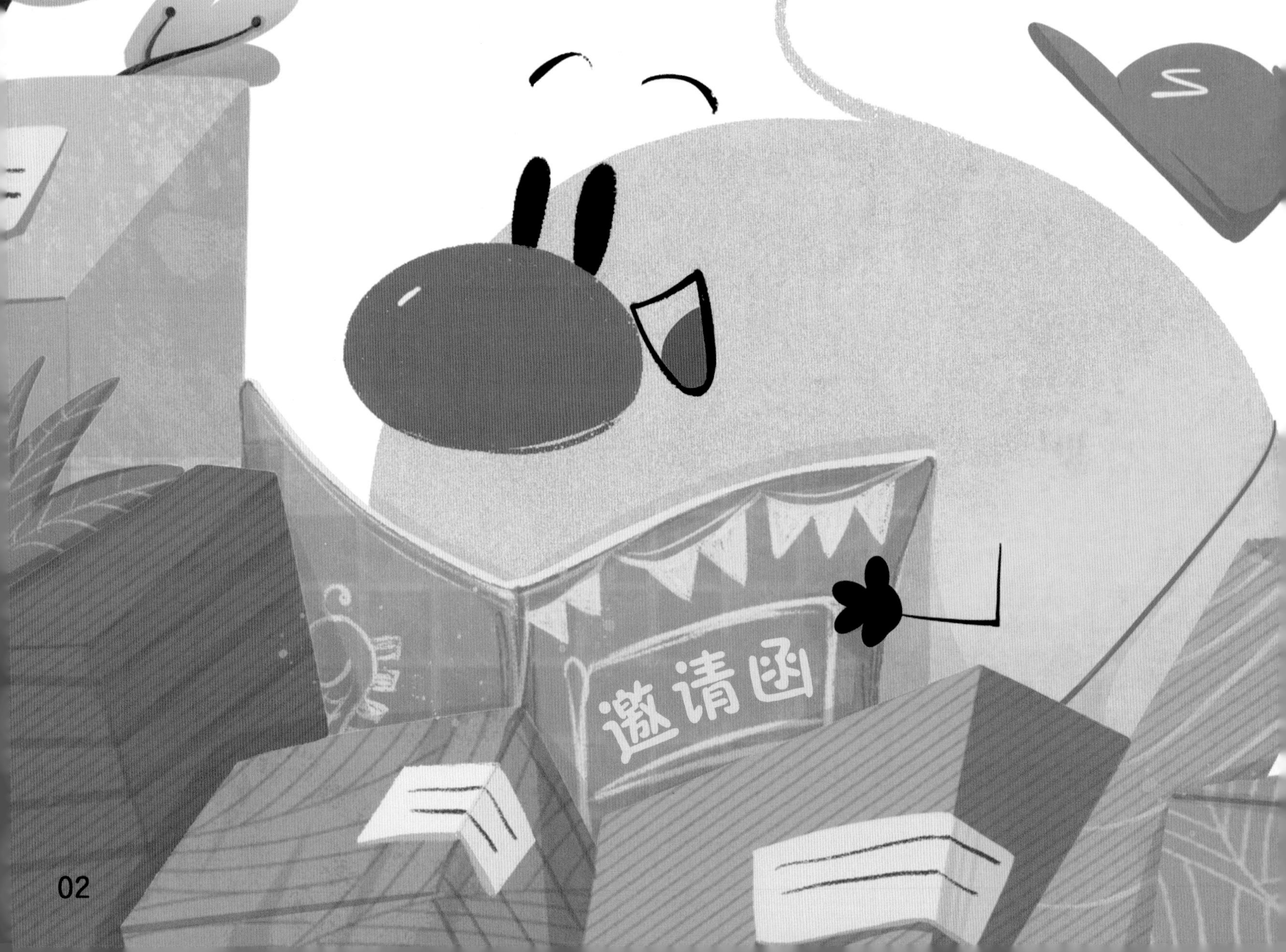

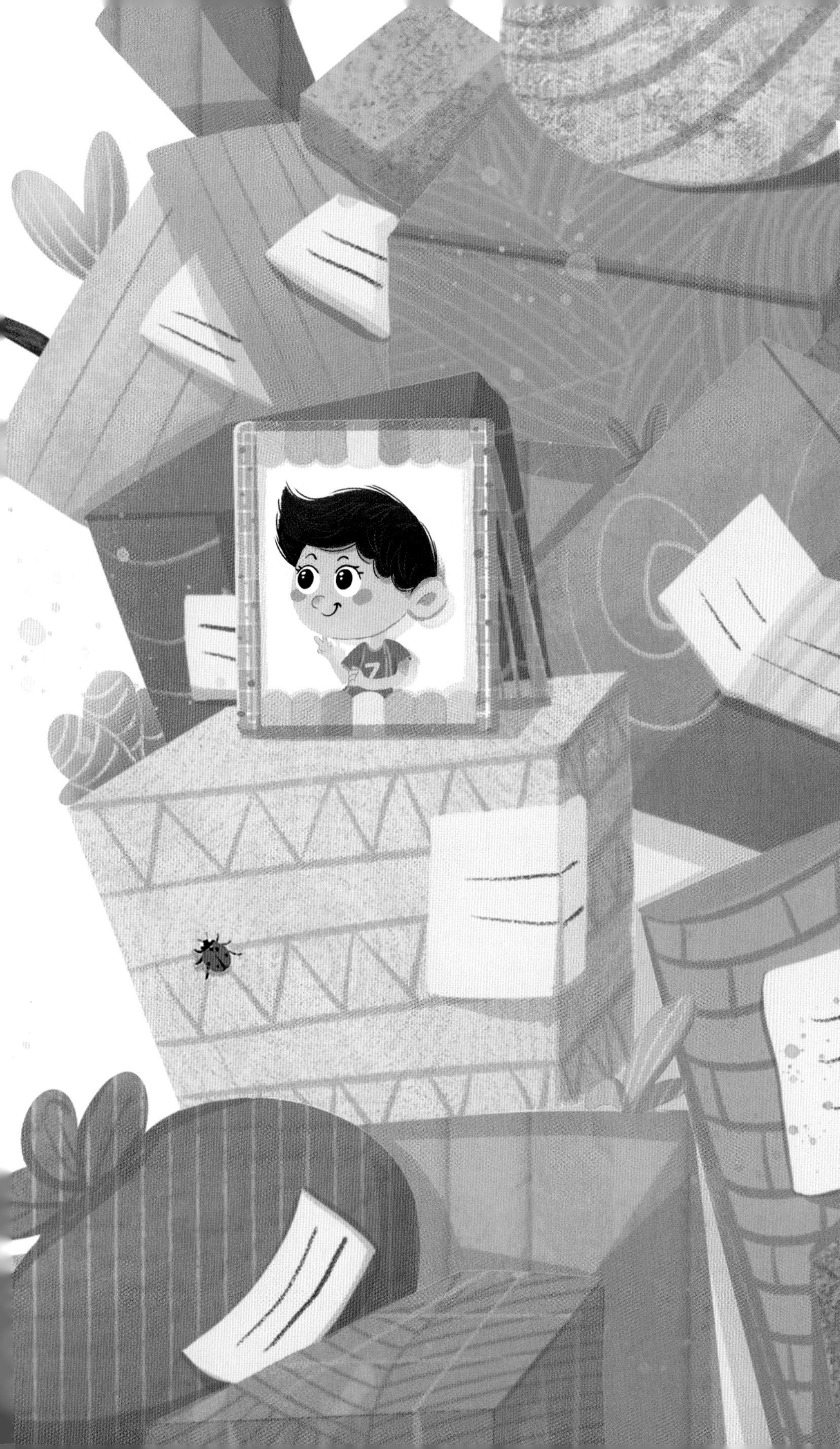

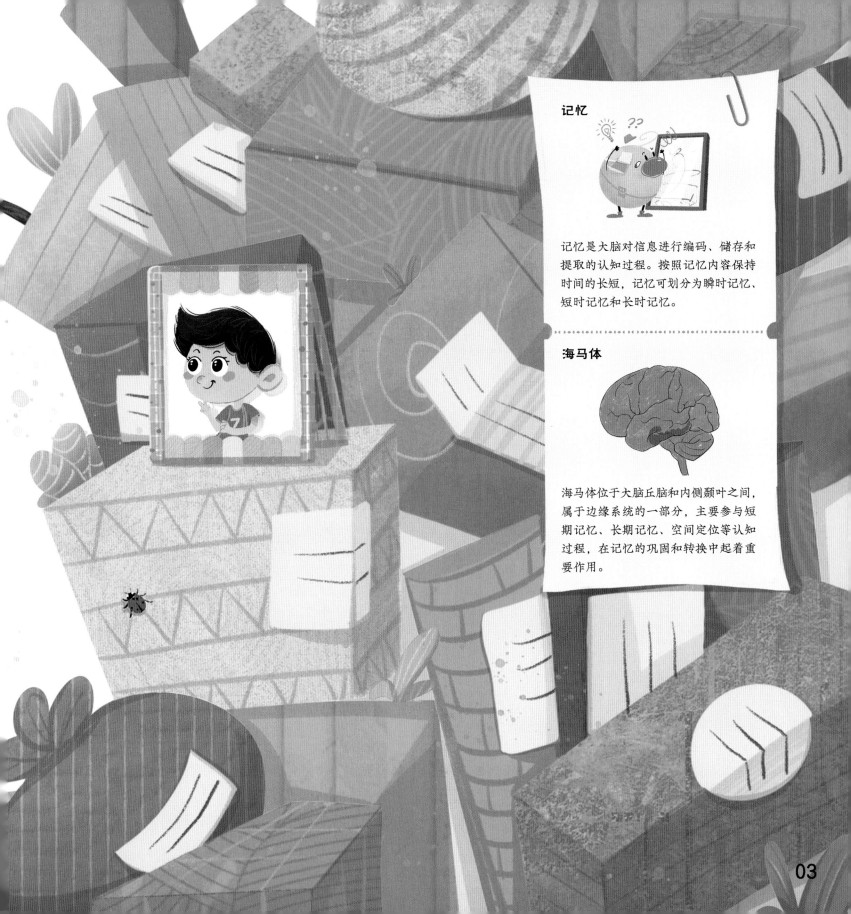

### 记忆

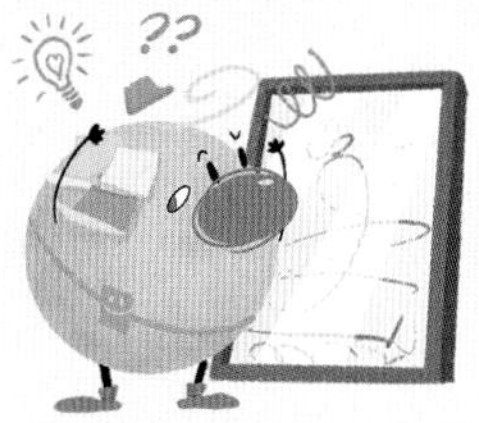

记忆是大脑对信息进行编码、储存和提取的认知过程。按照记忆内容保持时间的长短，记忆可划分为瞬时记忆、短时记忆和长时记忆。

### 海马体

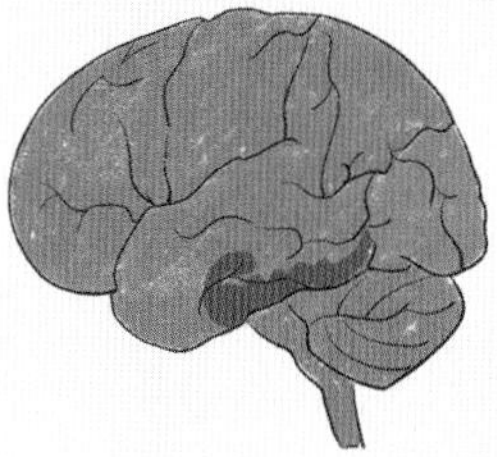

海马体位于大脑丘脑和内侧颞叶之间，属于边缘系统的一部分，主要参与短期记忆、长期记忆、空间定位等认知过程，在记忆的巩固和转换中起着重要作用。

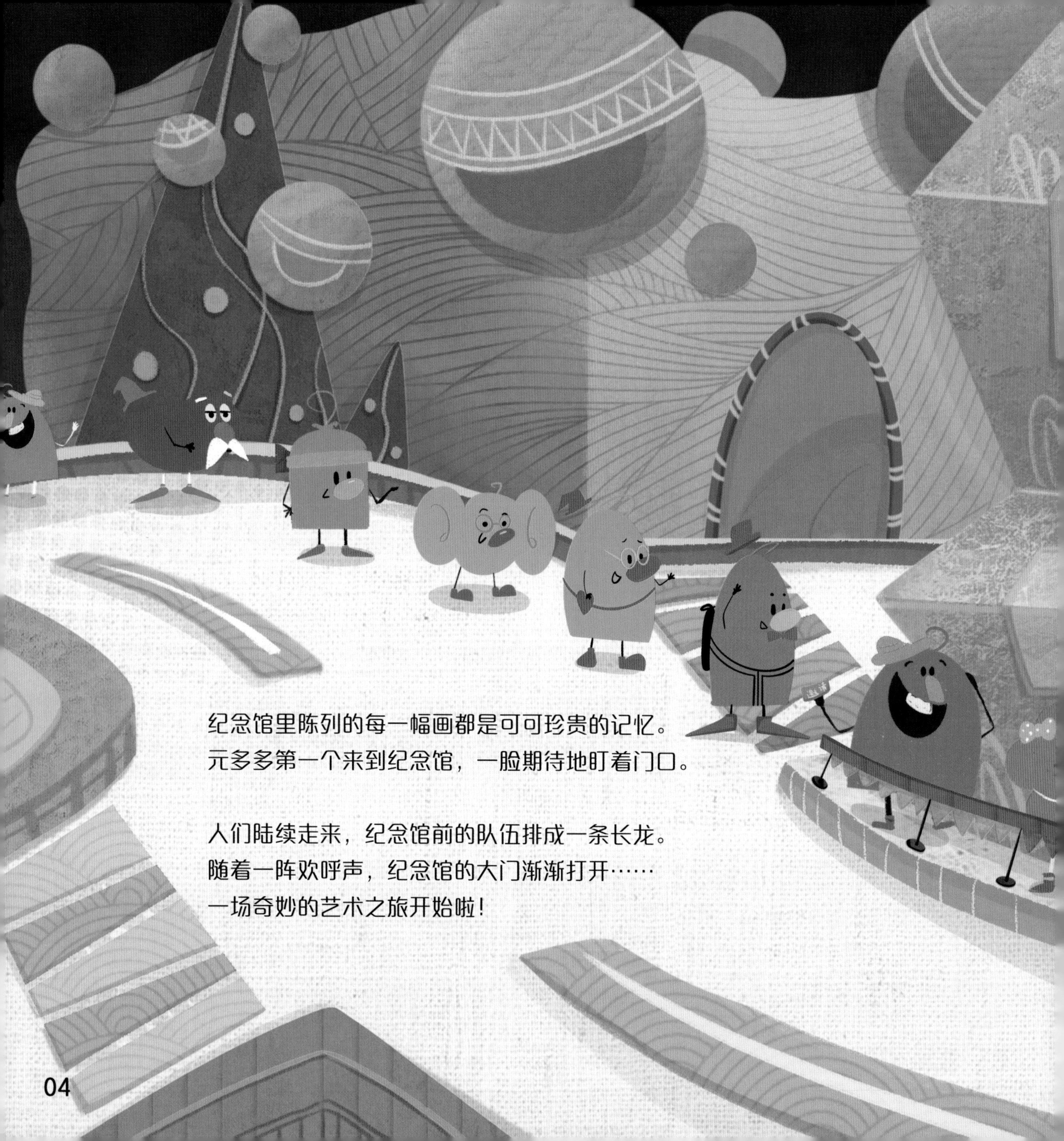

纪念馆里陈列的每一幅画都是可可珍贵的记忆。
元多多第一个来到纪念馆，一脸期待地盯着门口。

人们陆续走来，纪念馆前的队伍排成一条长龙。
随着一阵欢呼声，纪念馆的大门渐渐打开……
一场奇妙的艺术之旅开始啦！

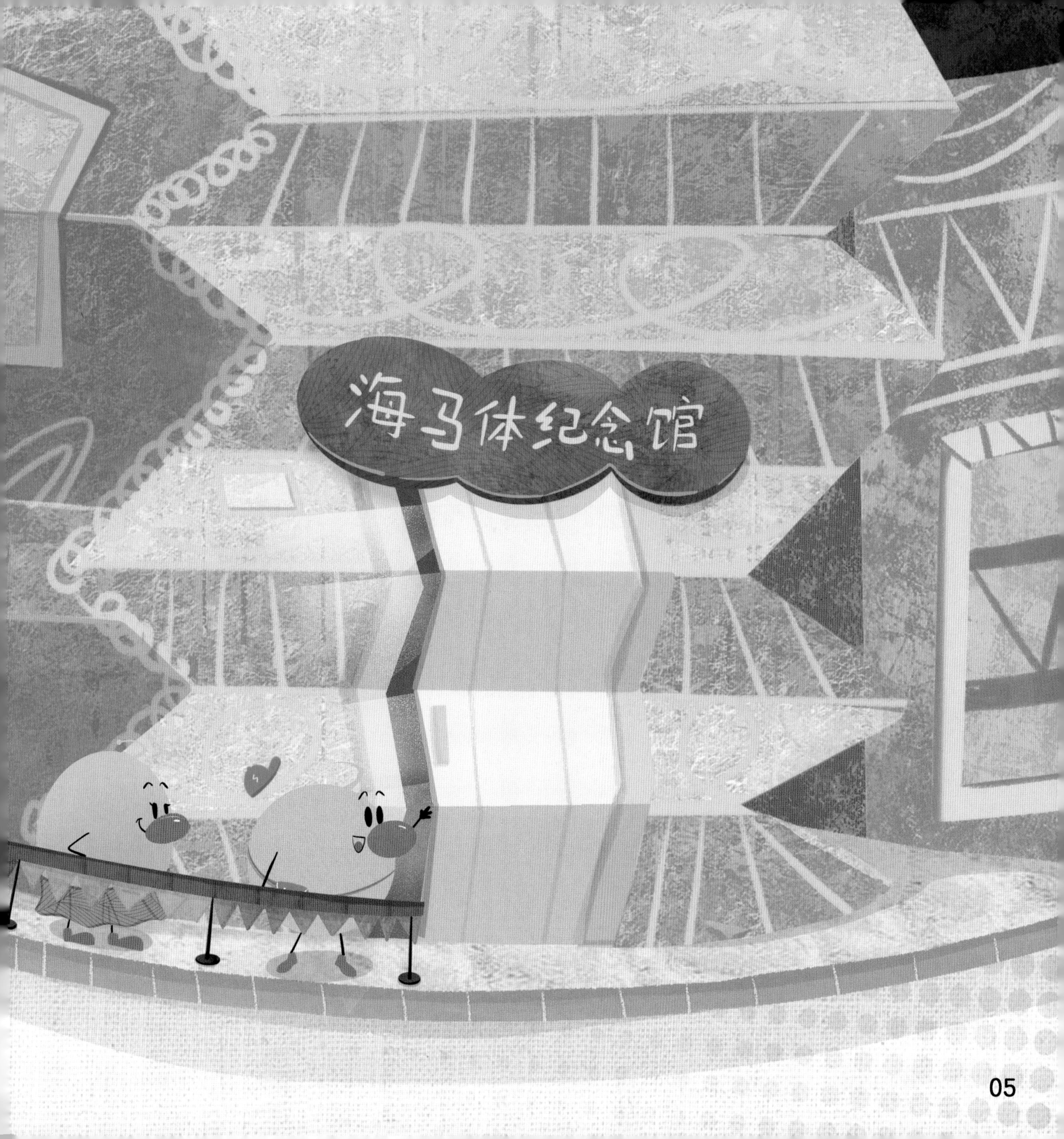
海马体纪念馆

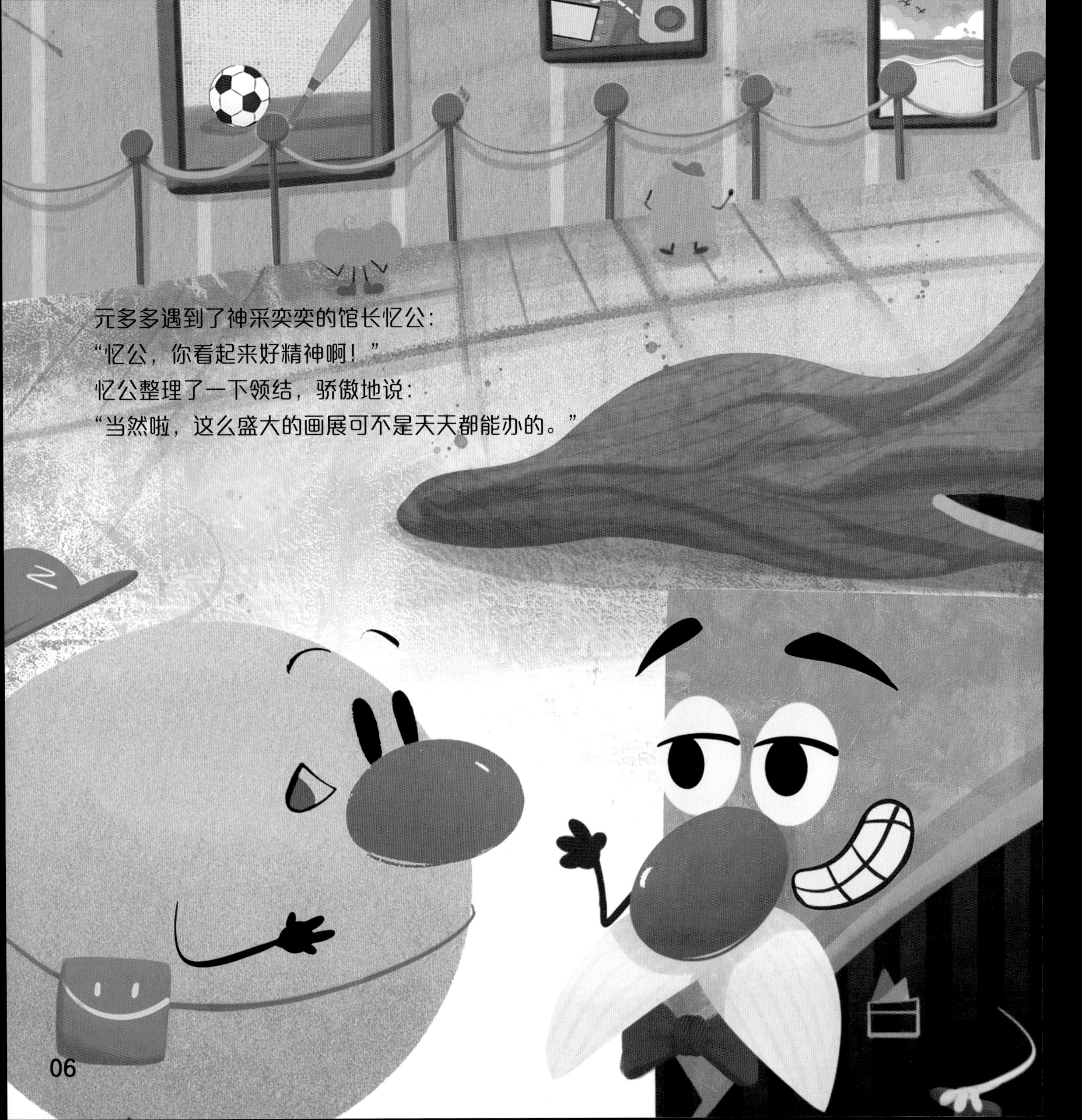

元多多遇到了神采奕奕的馆长忆公：
“忆公，你看起来好精神啊！”
忆公整理了一下领结，骄傲地说：
“当然啦，这么盛大的画展可不是天天都能办的。”

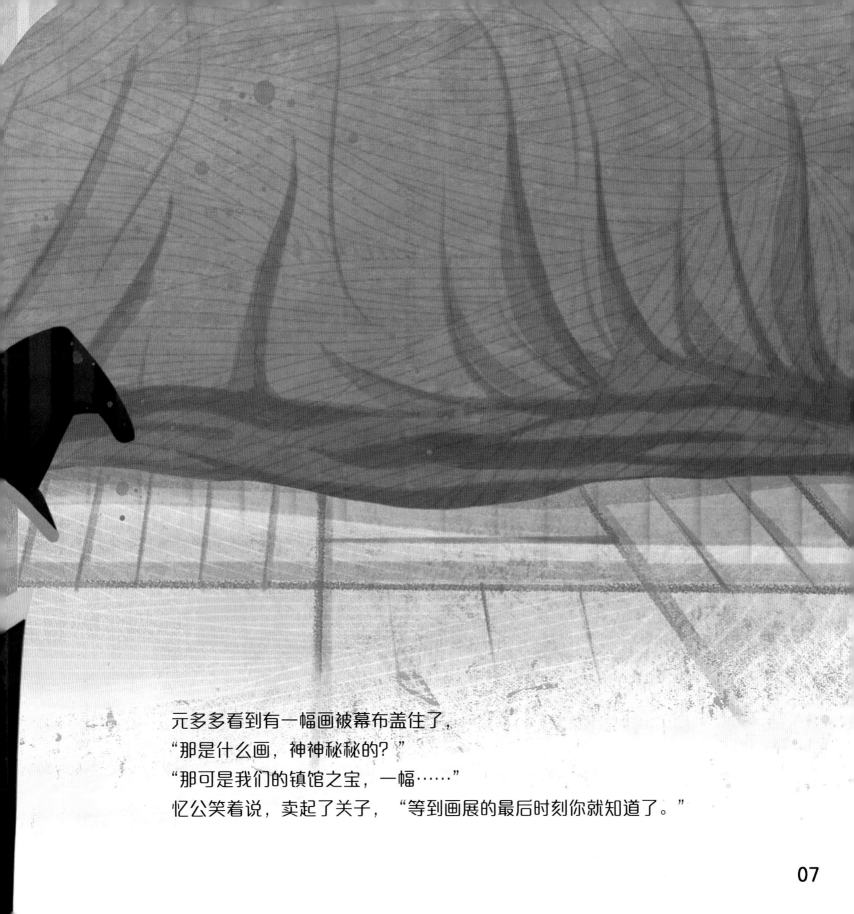

元多多看到有一幅画被幕布盖住了，
“那是什么画，神神秘秘的？”
“那可是我们的镇馆之宝，一幅……”
忆公笑着说，卖起了关子，“等到画展的最后时刻你就知道了。”

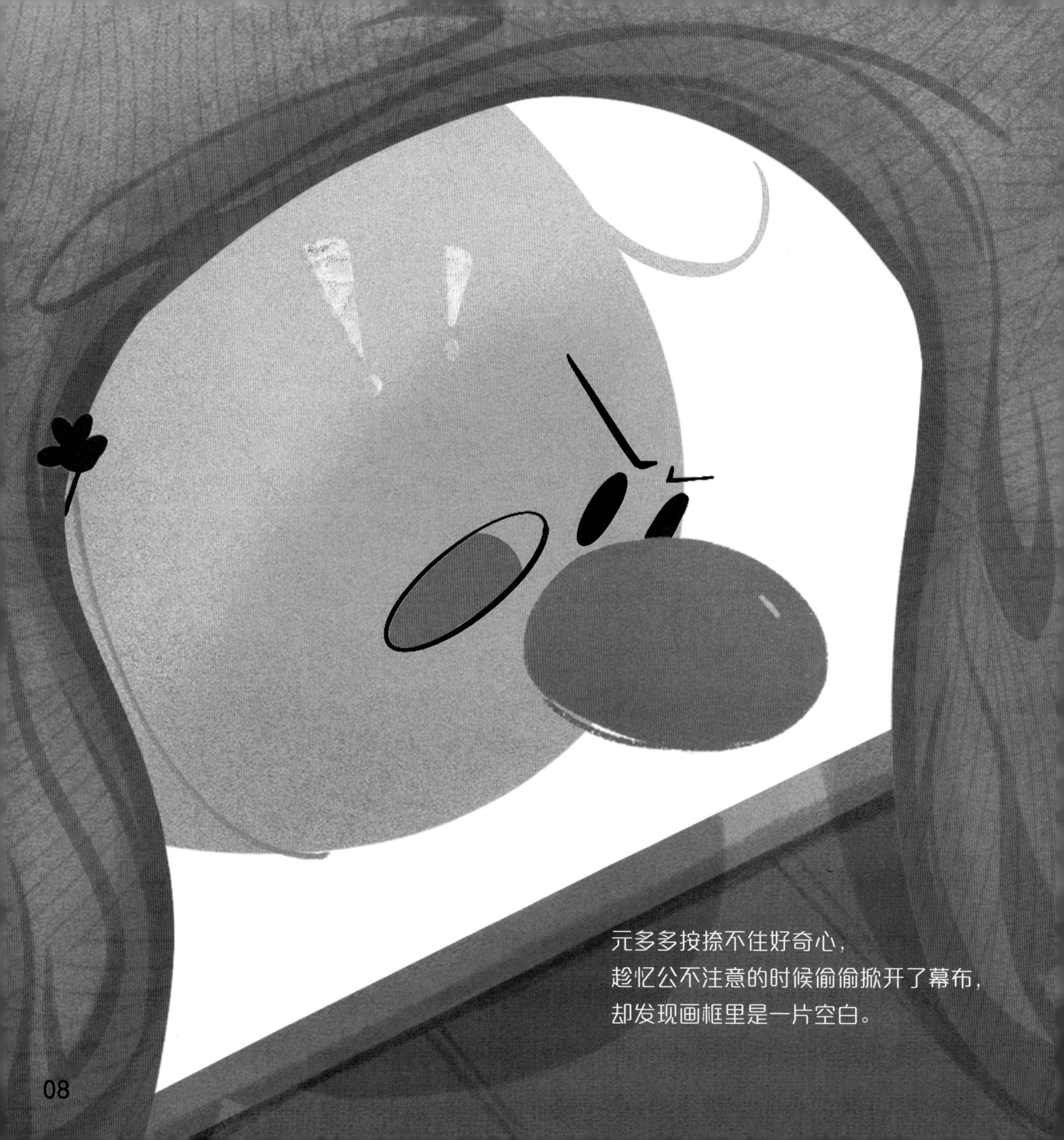

元多多按捺不住好奇心，
趁忆公不注意的时候偷偷掀开了幕布，
却发现画框里是一片空白。

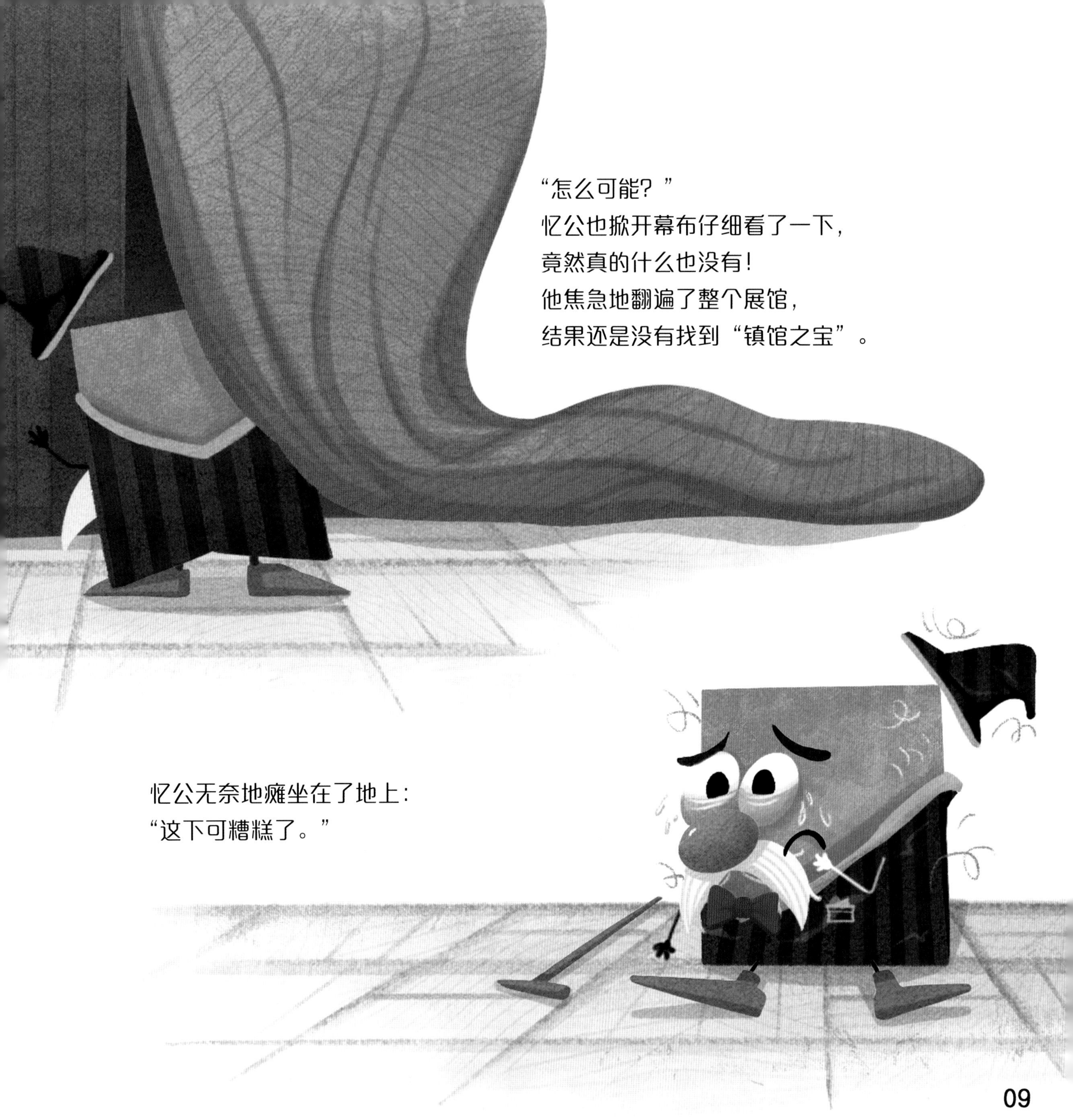

“怎么可能？”
忆公也掀开幕布仔细看了一下，
竟然真的什么也没有！
他焦急地翻遍了整个展馆，
结果还是没有找到“镇馆之宝”。

忆公无奈地瘫坐在了地上：
“这下可糟糕了。”

**前额叶与记忆的关系**

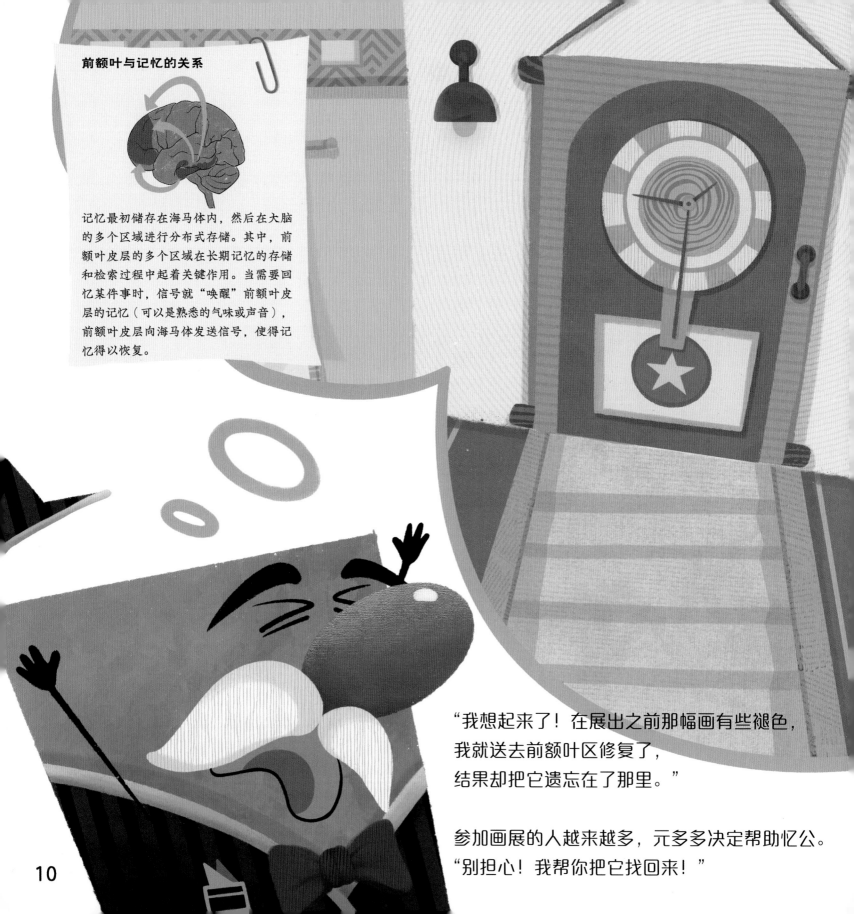

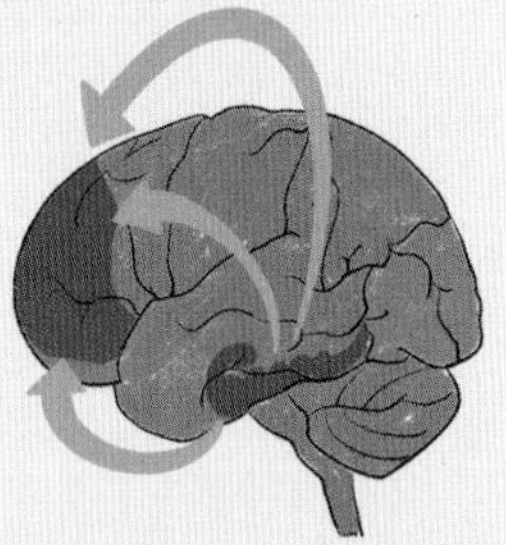

记忆最初储存在海马体内，然后在大脑的多个区域进行分布式存储。其中，前额叶皮层的多个区域在长期记忆的存储和检索过程中起着关键作用。当需要回忆某件事时，信号就“唤醒”前额叶皮层的记忆（可以是熟悉的气味或声音），前额叶皮层向海马体发送信号，使得记忆得以恢复。

“我想起来了！在展出之前那幅画有些褪色，我就送去前额叶区修复了，结果却把它遗忘在了那里。”

参加画展的人越来越多，元多多决定帮助忆公。“别担心！我帮你把它找回来！”

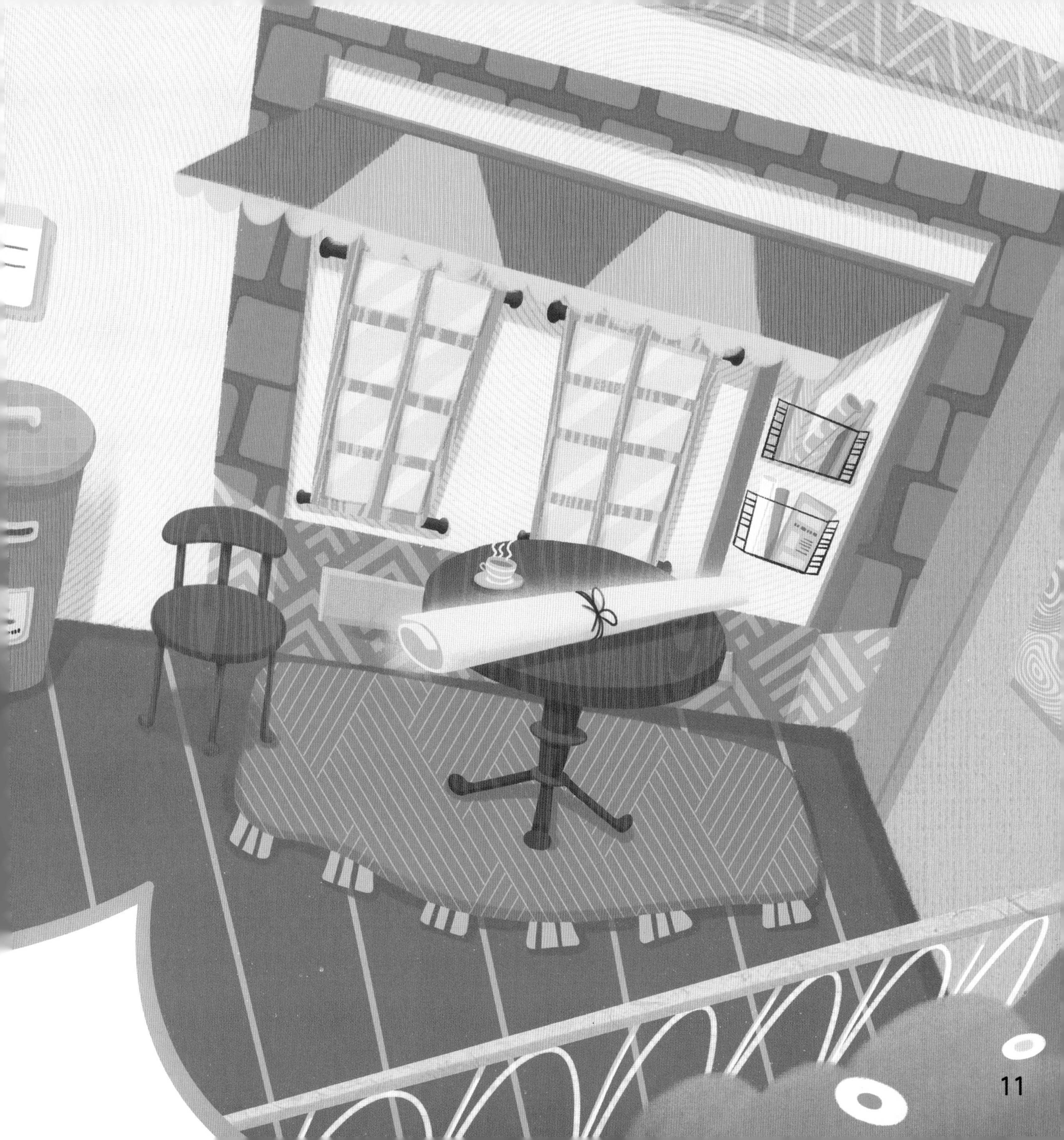

元多多来到了忆公丢失画的前额叶区，
在这里他看到了一堆等待处理的工作记忆包裹。

**工作记忆**

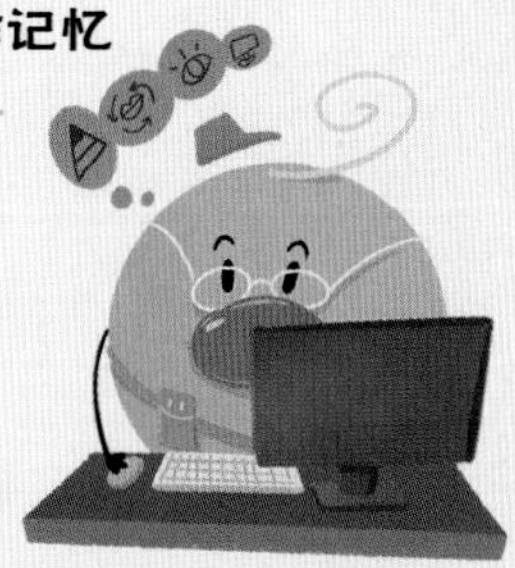

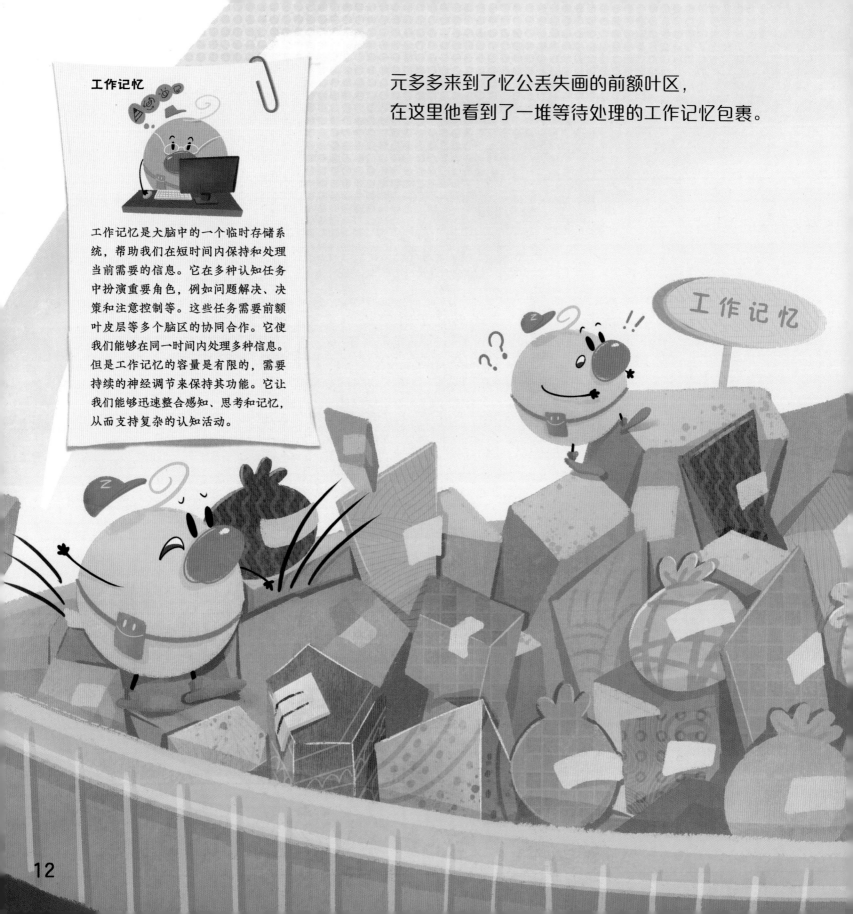

工作记忆是大脑中的一个临时存储系统，帮助我们在短时间内保持和处理当前需要的信息。它在多种认知任务中扮演重要角色，例如问题解决、决策和注意控制等。这些任务需要前额叶皮层等多个脑区的协同合作。它使我们能够在同一时间内处理多种信息。但是工作记忆的容量是有限的，需要持续的神经调节来保持其功能。它让我们能够迅速整合感知、思考和记忆，从而支持复杂的认知活动。

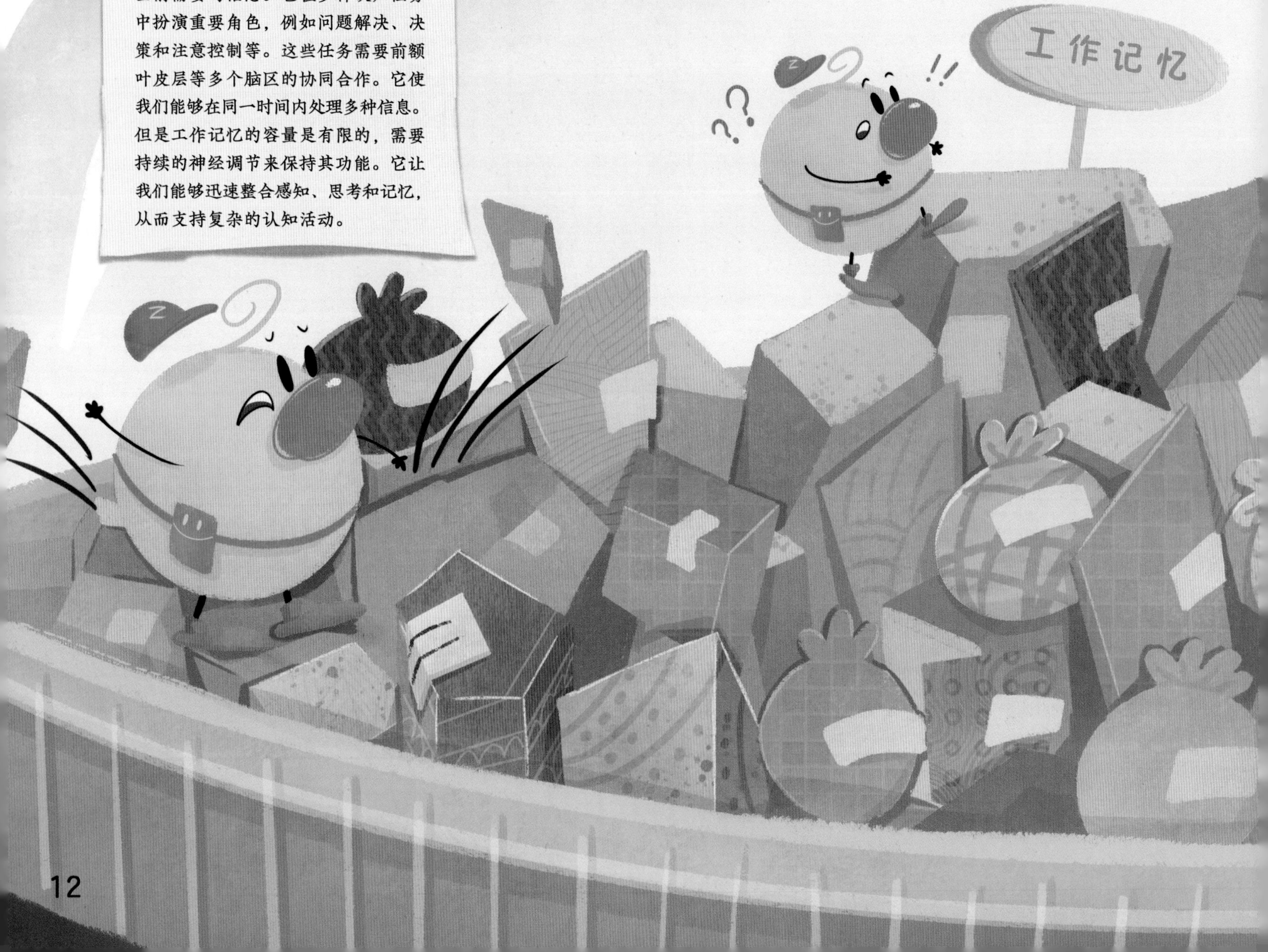

他从入口处钻进去挨个寻找，
晃一晃，闻一闻，往缝隙里瞅一瞅。

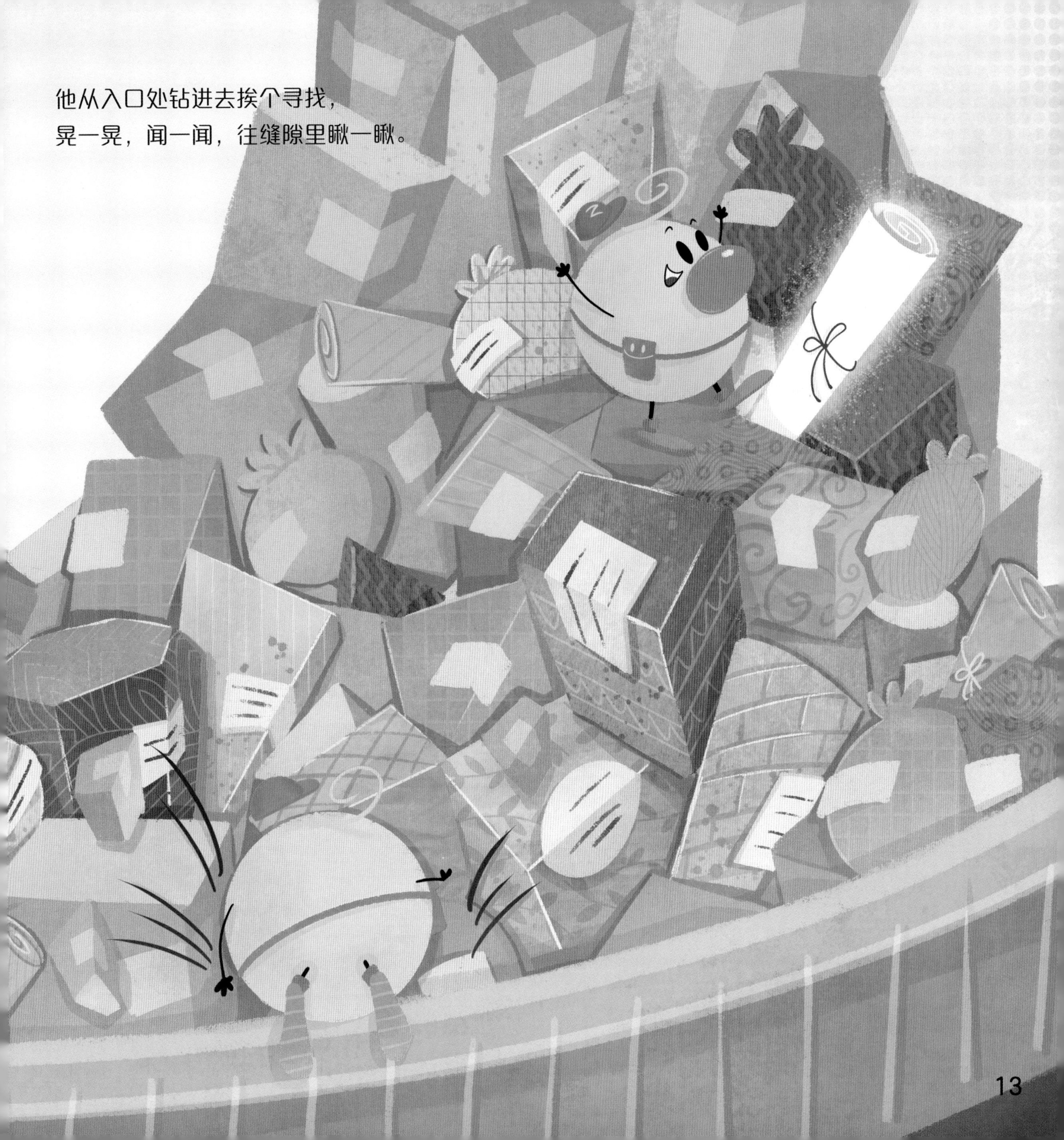

最后元多多把所有的包裹翻了个遍，
终于在一个角落里找到了忆公丢失的画。

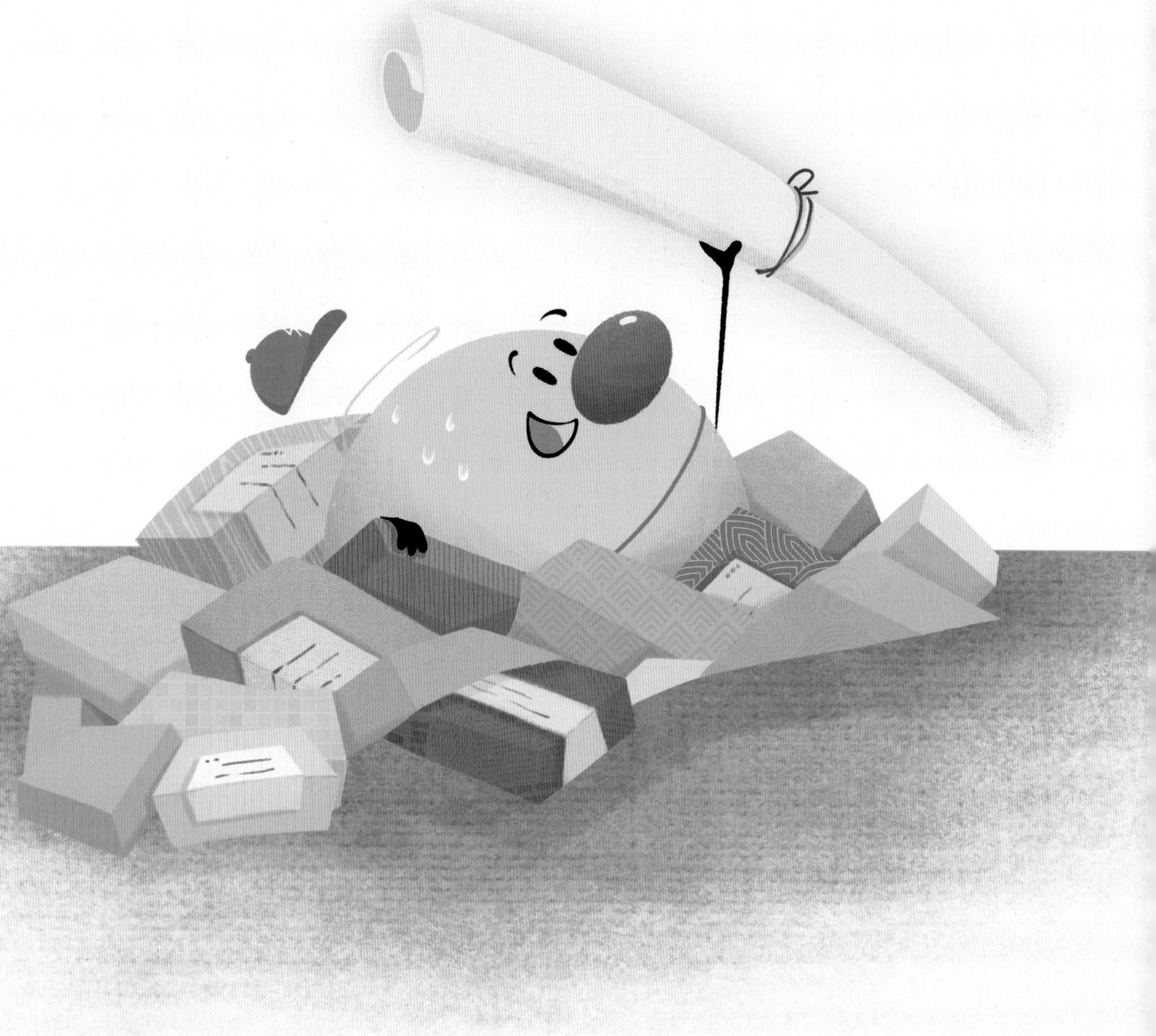

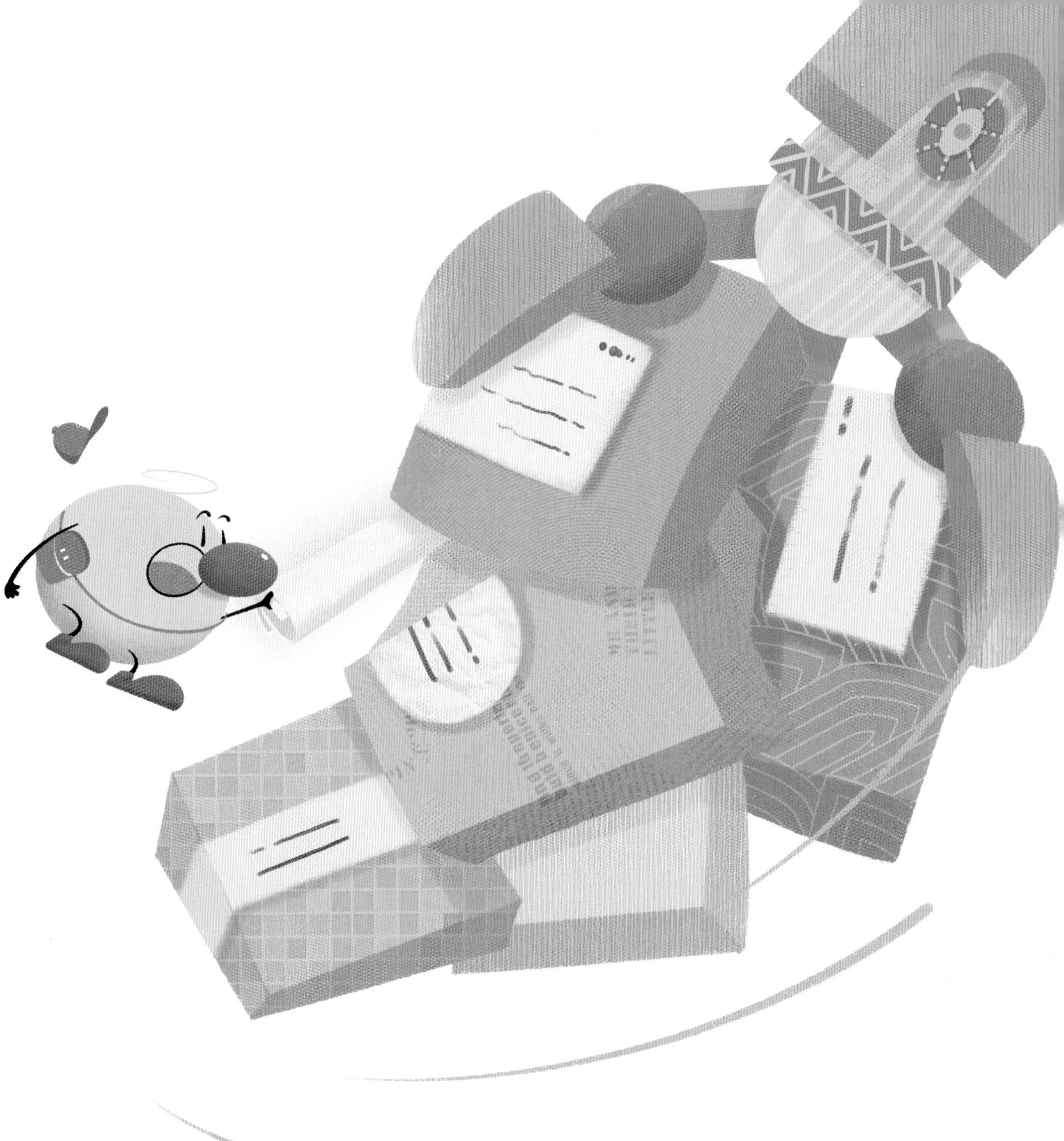

突然，前额叶区的大夹子出现了。
它把丢失的那幅画和其他另外几个包裹一起夹了起来，
然后越升越高。

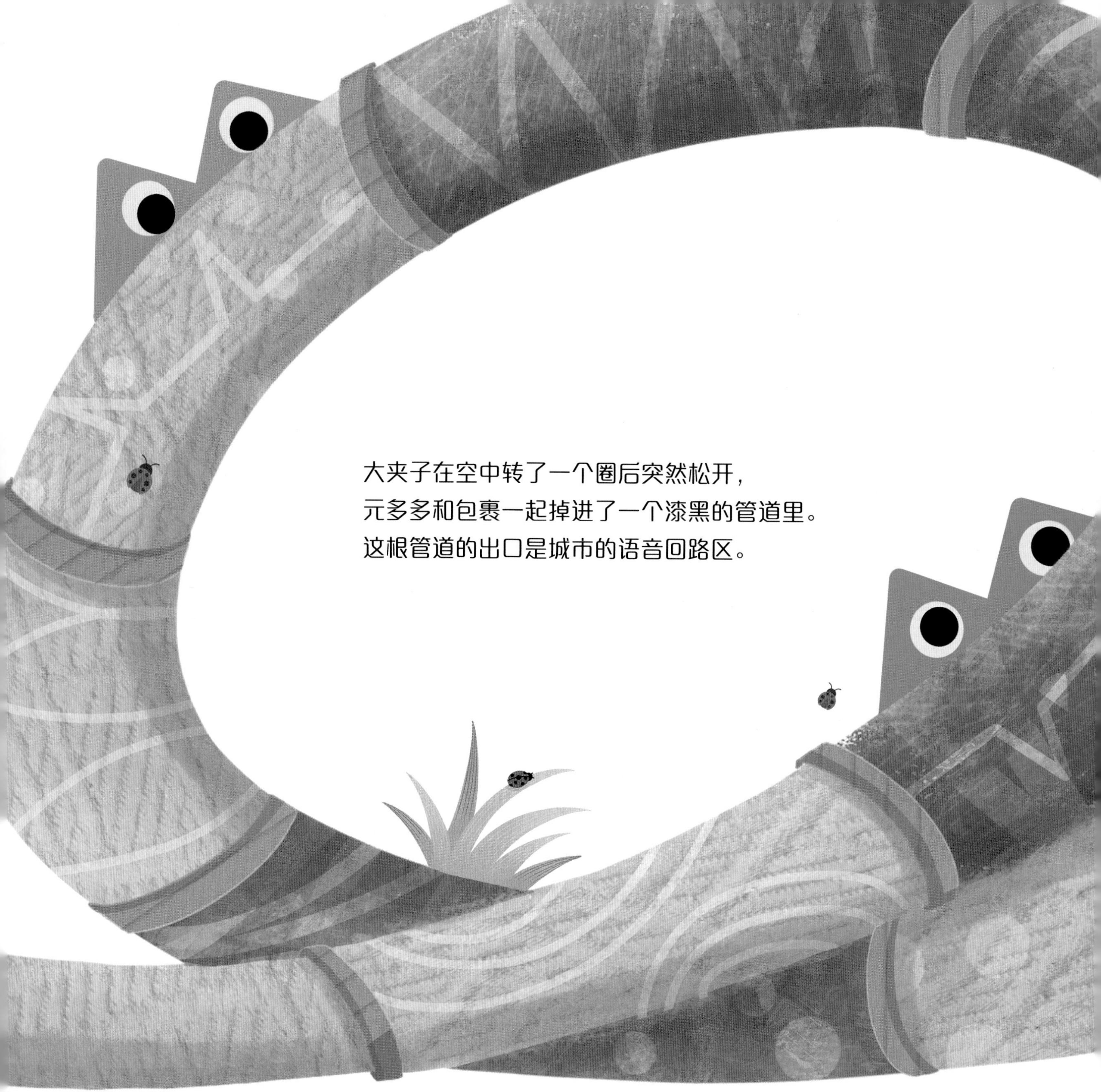

大夹子在空中转了一个圈后突然松开，
元多多和包裹一起掉进了一个漆黑的管道里。
这根管道的出口是城市的语音回路区。

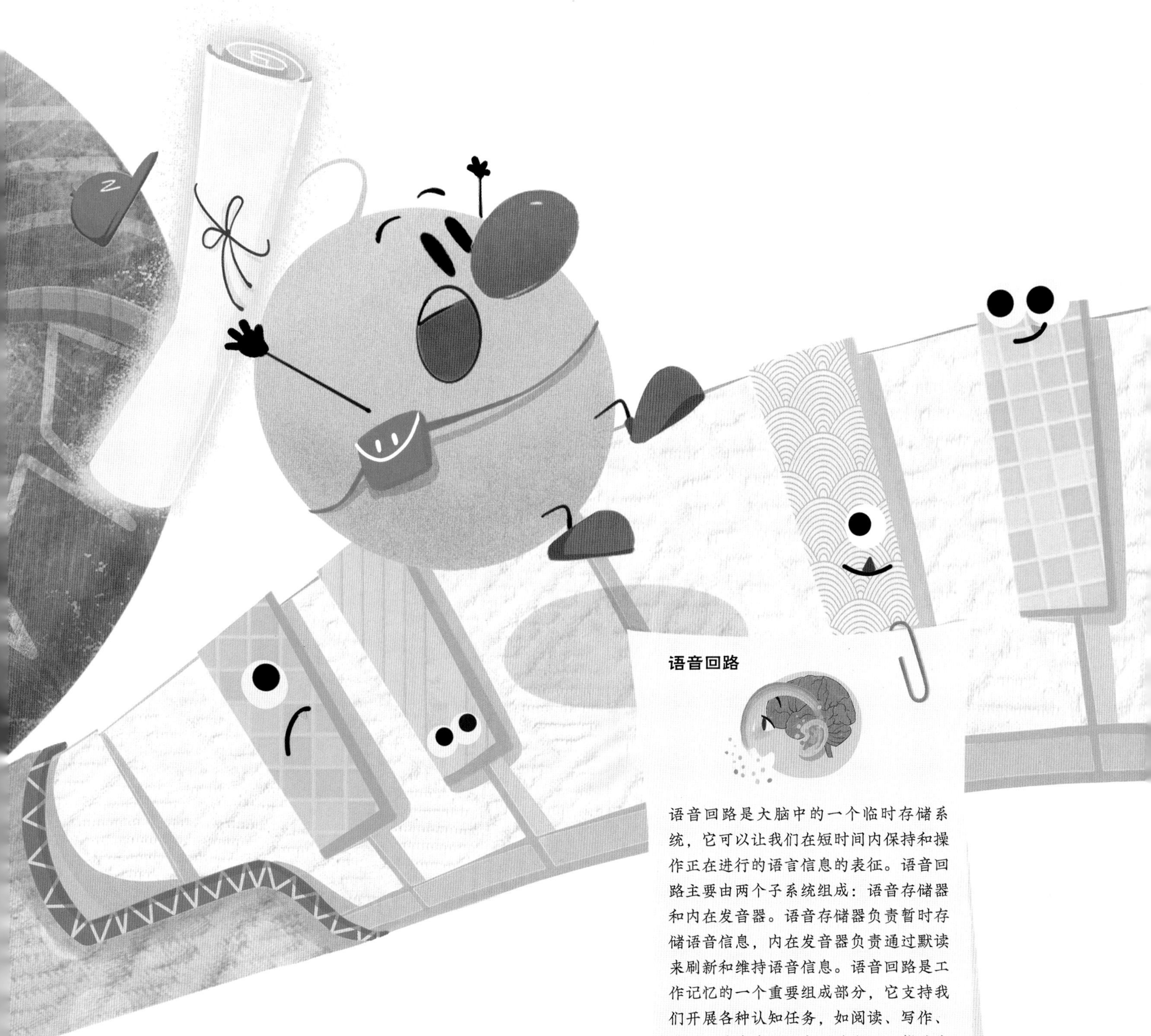

### 语音回路

语音回路是大脑中的一个临时存储系统，它可以让我们在短时间内保持和操作正在进行的语言信息的表征。语音回路主要由两个子系统组成：语音存储器和内在发音器。语音存储器负责暂时存储语音信息，内在发音器负责通过默读来刷新和维持语音信息。语音回路是工作记忆的一个重要组成部分，它支持我们开展各种认知任务，如阅读、写作、学习、计算等。语音回路也可以帮助我们更好地理解和回顾长时记忆中的知识，如词汇、概念、规则等。

元多多像球一样被弹来弹去。
每次在落地时都会听到不同的声响：
急促的跑步声、清脆的口哨声、热烈的欢呼声……

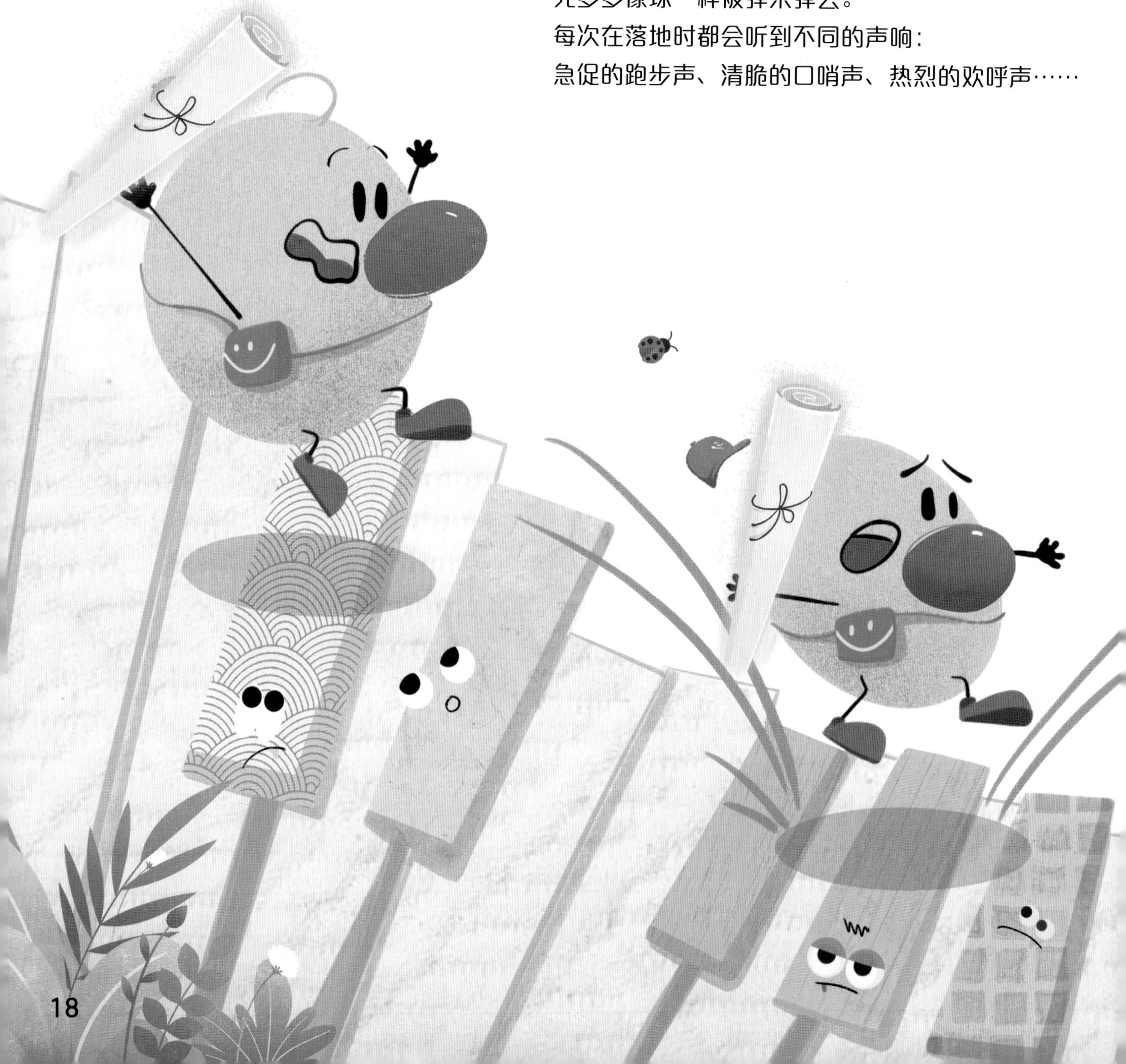

原来这是可可记忆中的画面。
此刻，记忆信息正在语音回路区中被加工。

**大脑是如何进行回忆的？**

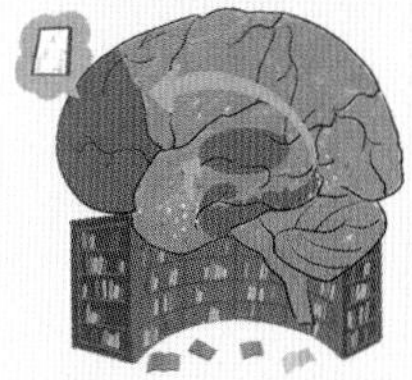

当人类回忆某个场景时，大脑的多个区域会协同工作。首先，海马体和海马回路起着存储和检索记忆片段的重要作用。接着，大脑的皮质区域，如额叶和颞叶，开始被激活，重新构建场景中的细节，包括视觉、声音和情感。这些区域通过神经连接相互沟通，将分散的记忆元素整合成一个连贯的回忆。同时，情感区域也参与其中，赋予回忆以情感色彩。整个过程涉及神经元的活动和神经递质的释放，从而构建一个联合的回忆图景，使我们能够重新体验过去的场景。这一系列的脑区合作，让我们能够从片段中重建和感受丰富的记忆内容。

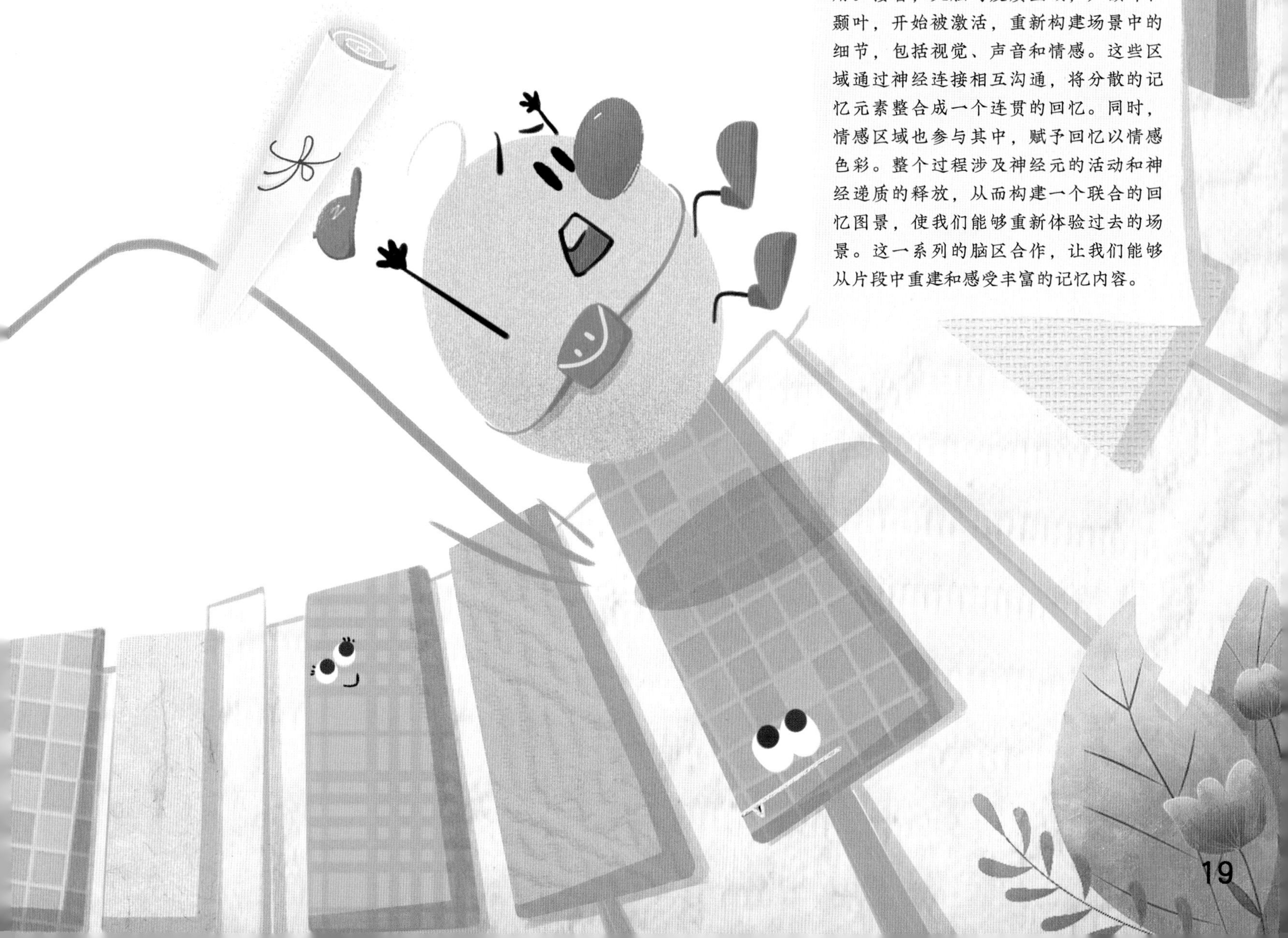

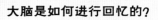

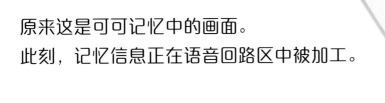

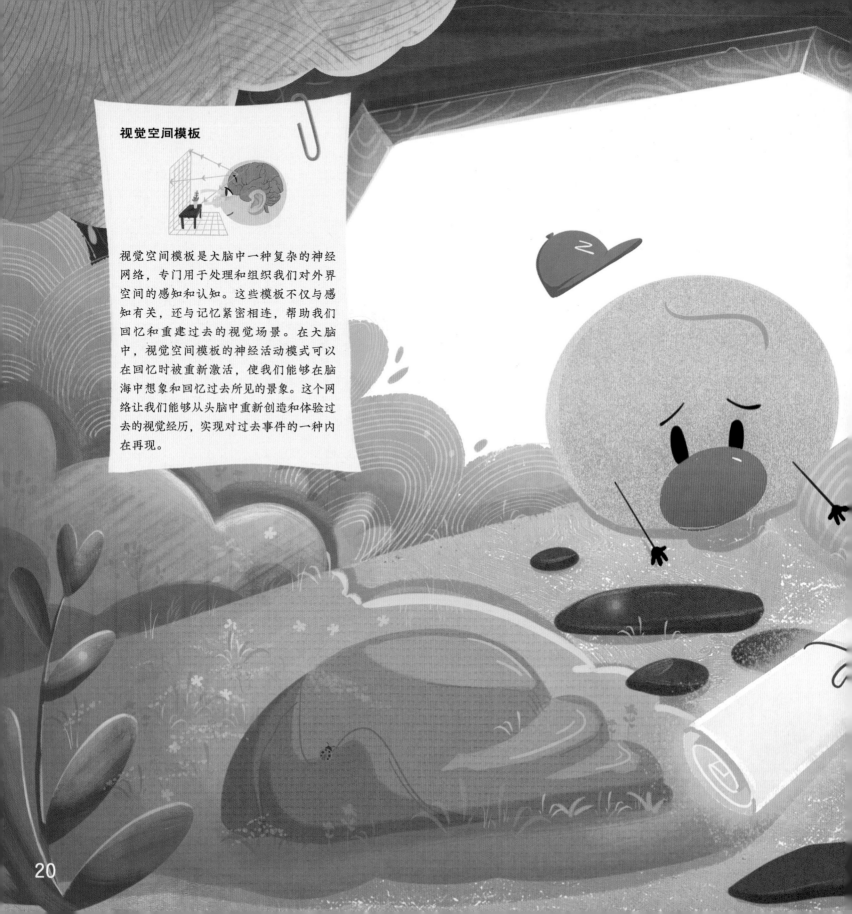

## 视觉空间模板

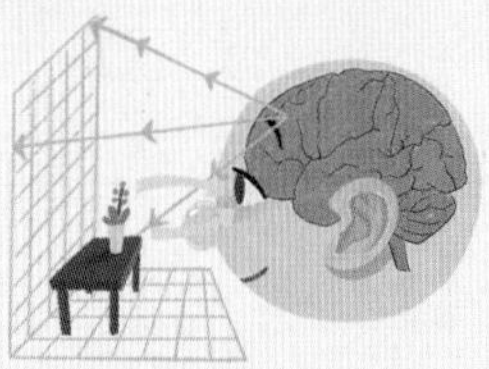

视觉空间模板是大脑中一种复杂的神经网络，专门用于处理和组织我们对外界空间的感知和认知。这些模板不仅与感知有关，还与记忆紧密相连，帮助我们回忆和重建过去的视觉场景。在大脑中，视觉空间模板的神经活动模式可以在回忆时被重新激活，使我们能够在脑海中想象和回忆过去所见的景象。这个网络让我们能够从头脑中重新创造和体验过去的视觉经历，实现对过去事件的一种内在再现。

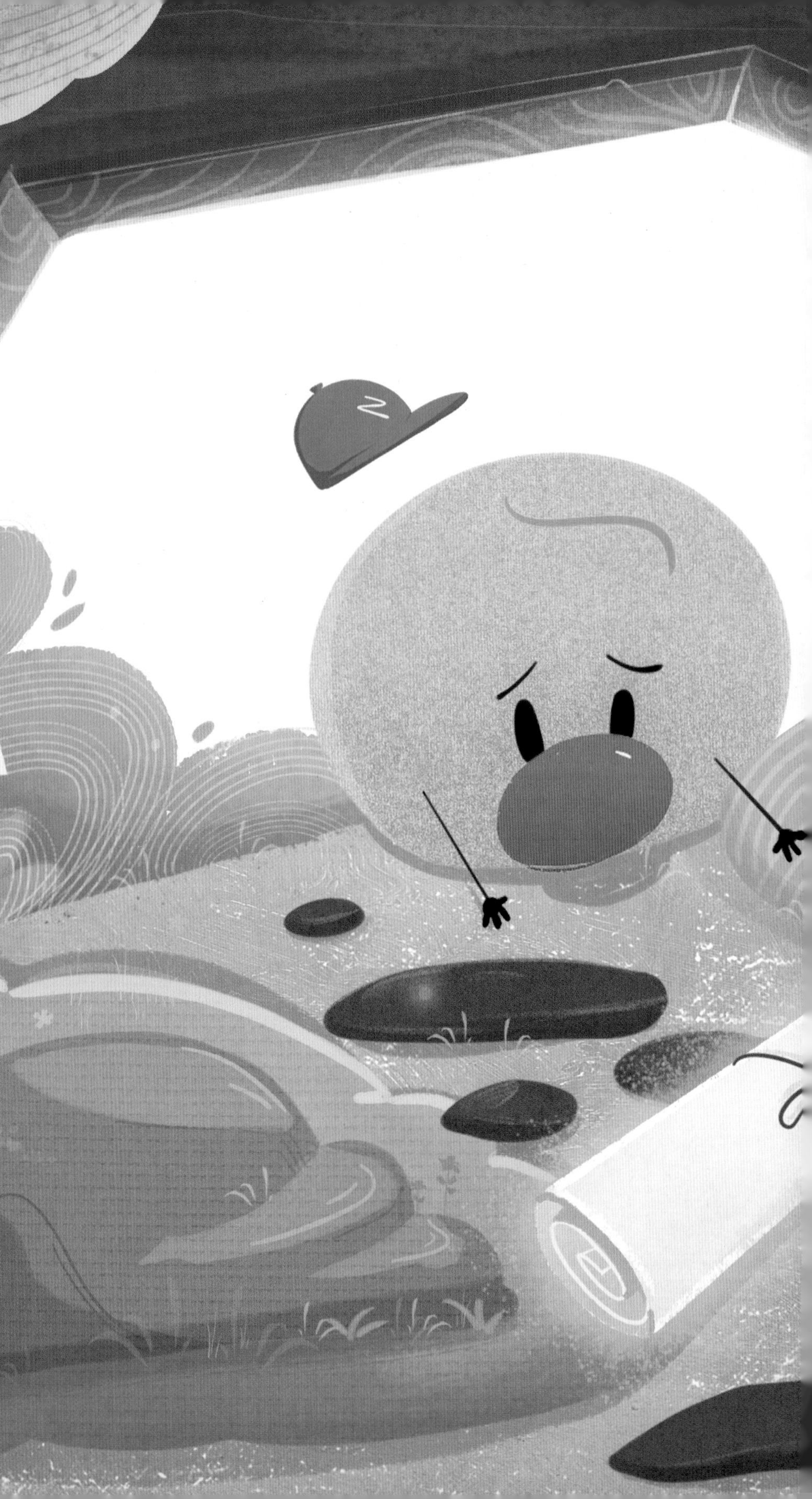

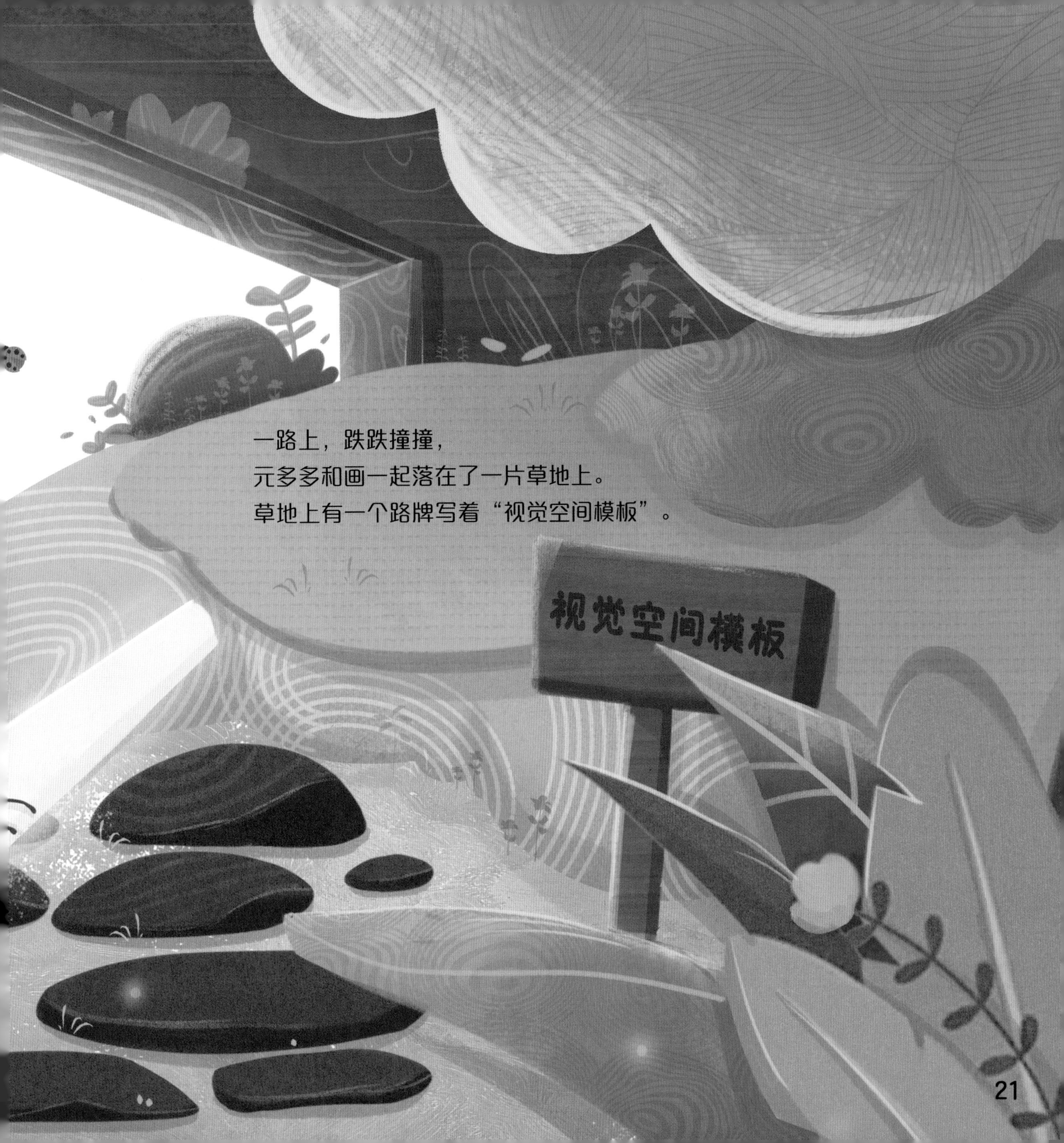


一路上，跌跌撞撞，
元多多和画一起落在了一片草地上。
草地上有一个路牌写着“视觉空间模板”。

这时画突然展开，周围变成了一个足球场，
穿着不同颜色队服的人正在进行足球比赛。
对面的可可满头大汗，正在全力地带球奔跑。

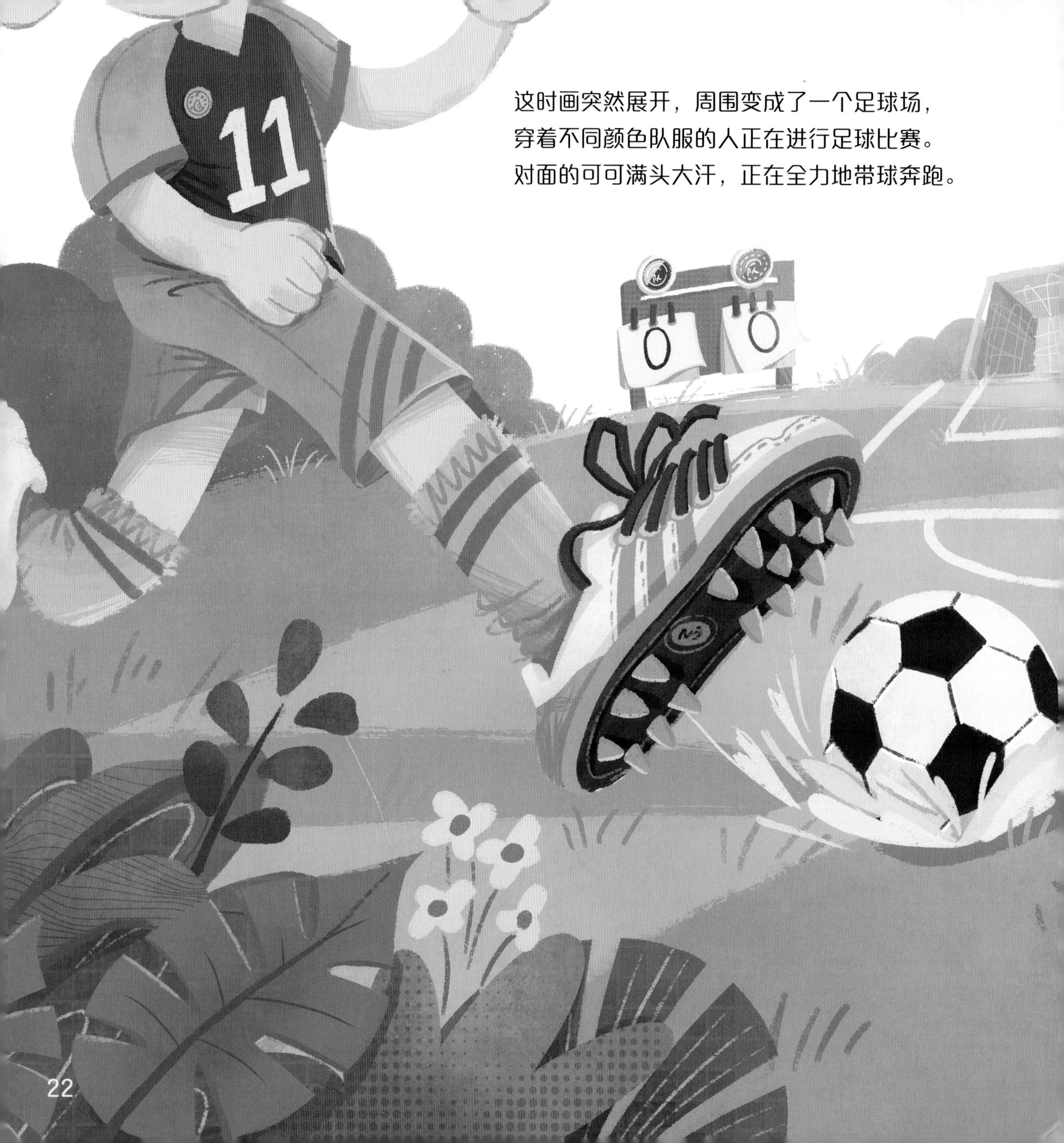

原来这里就是画里的场景，
视觉空间模板会对可可的这次记忆进行“再次加工”。

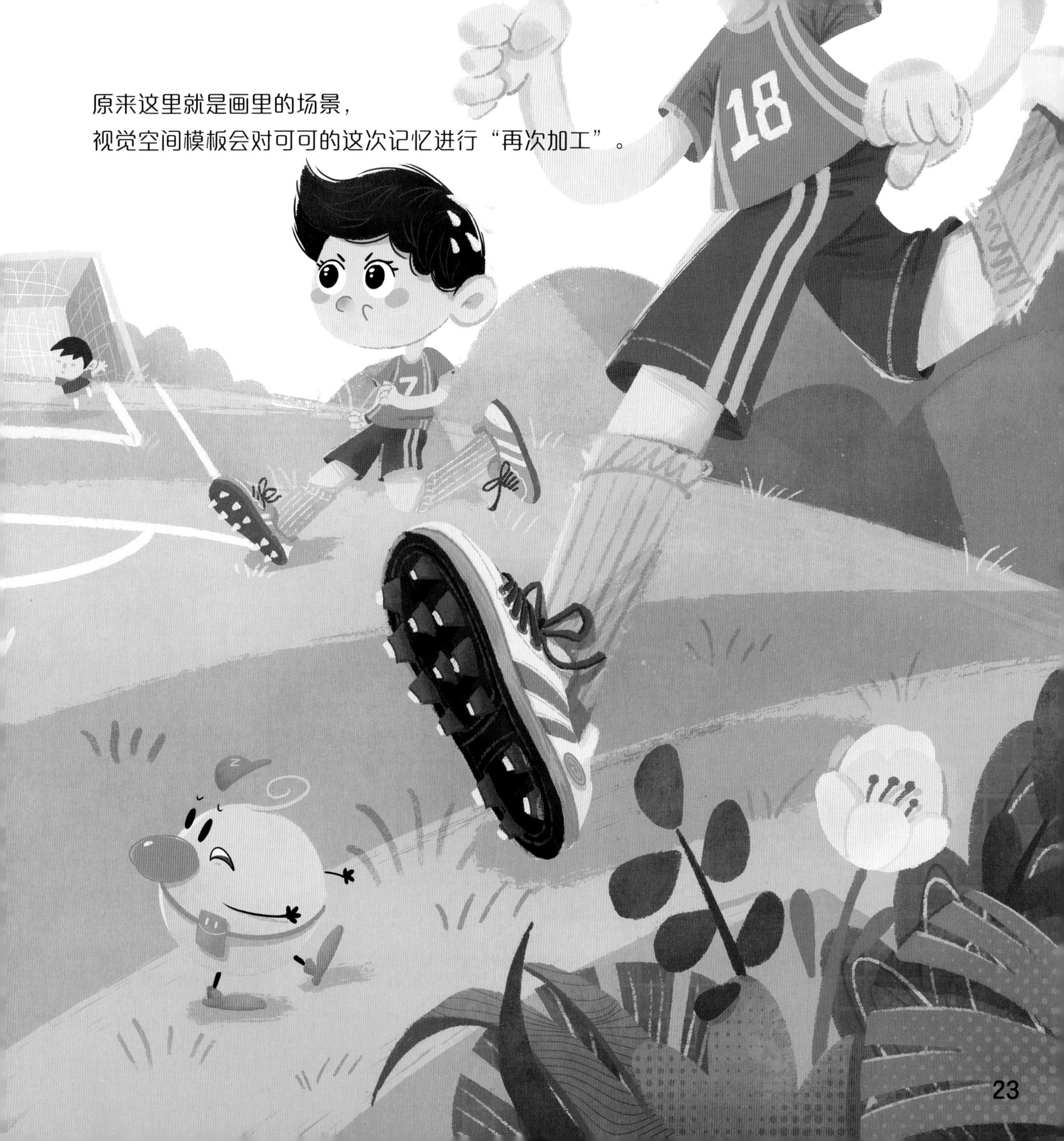

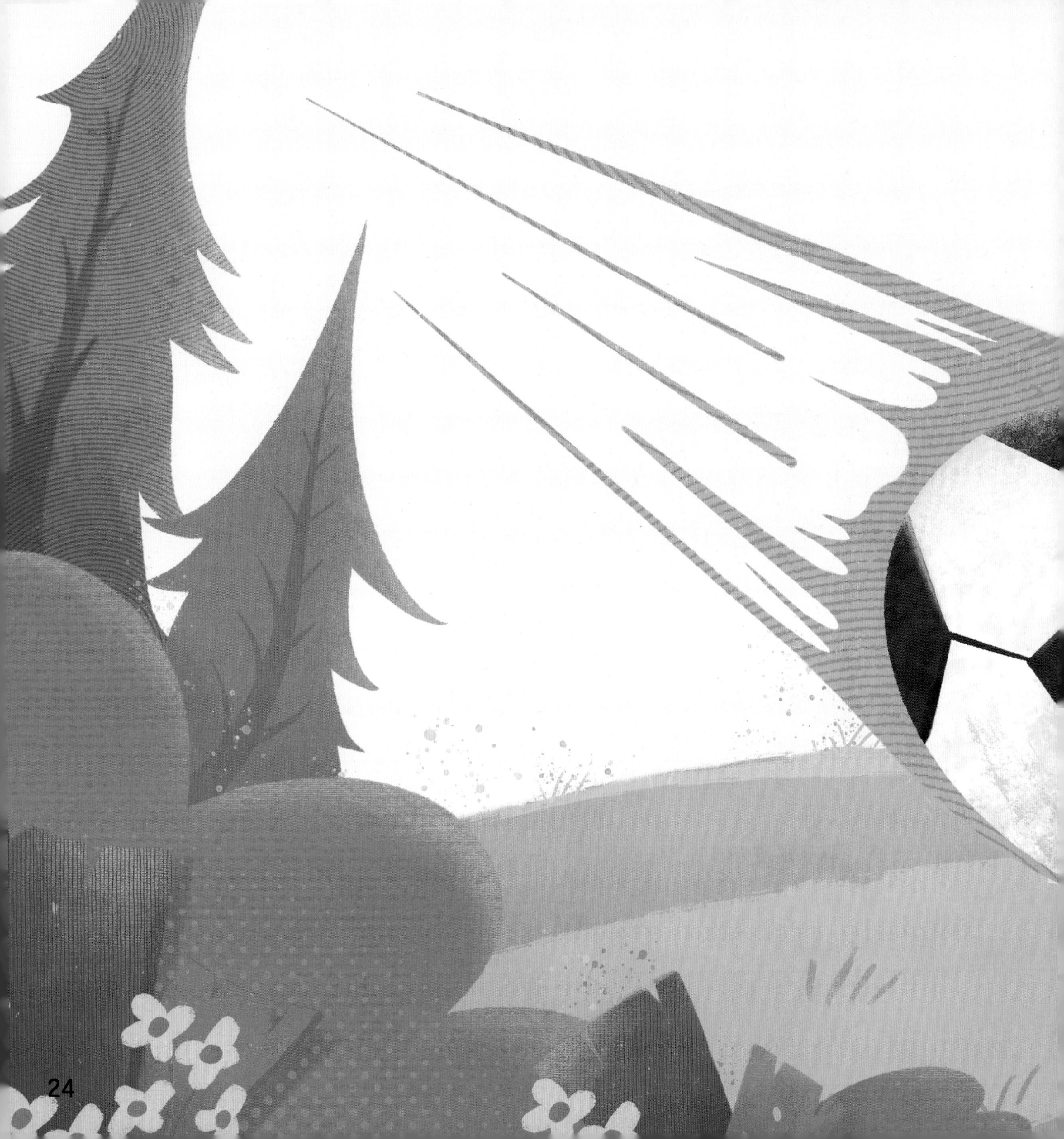

“可可加油！”元多多大喊。

这时足球突然从对面飞了过来，元多多吓得闭上了眼睛。

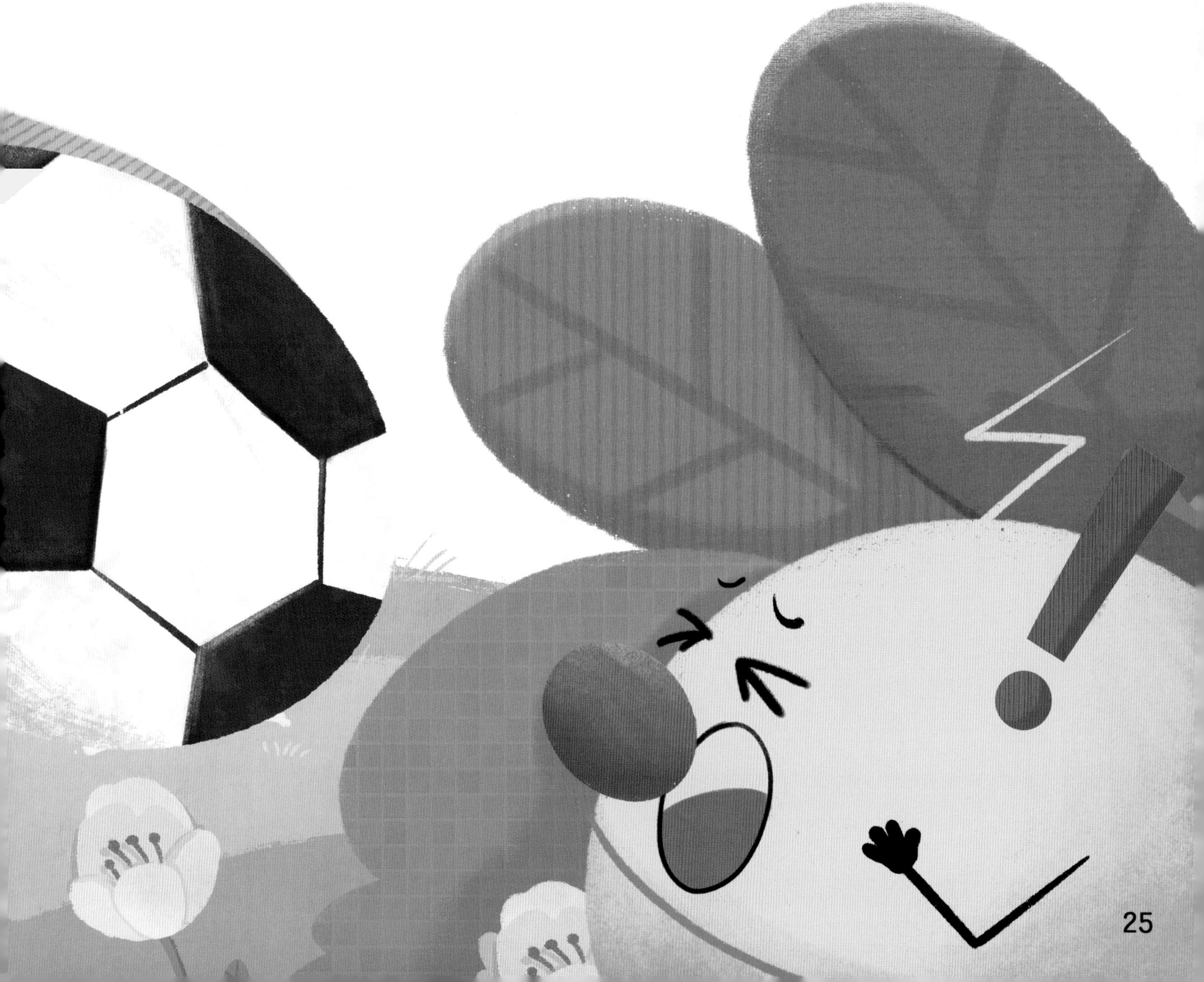

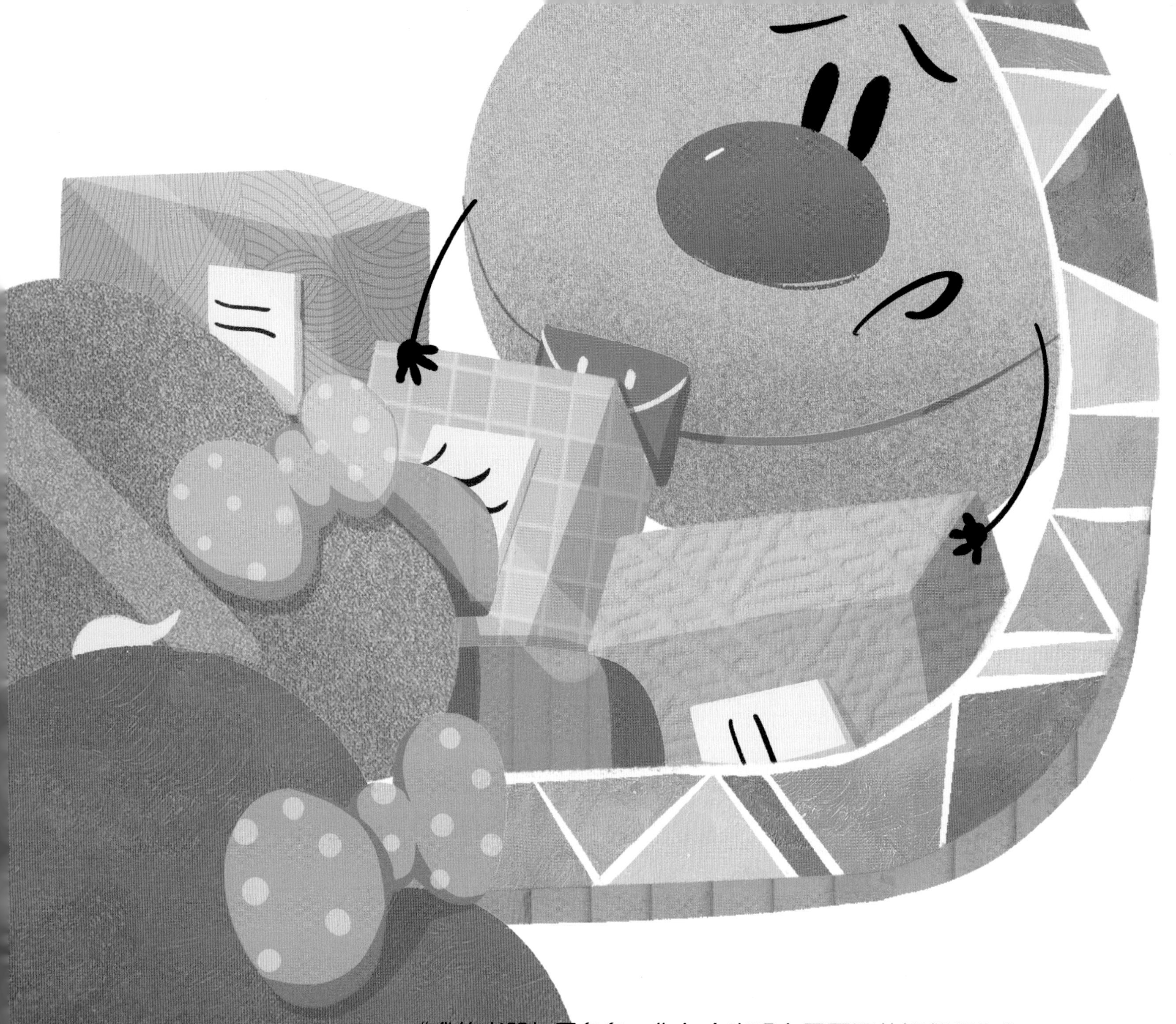

“我的老朋友元多多，你怎么出现在了可可的记忆里？”
元多多睁开眼睛，发现自己坐在枕叶区负责人朵朵的车上。
元多多向她说明事情的来龙去脉。

朵朵送他来到“艾宾浩斯号”列车旁。
这辆列车是为了纪念一位人类心理学家而以他的名字命名的。
它的终点就是海马体纪念馆。

**艾宾浩斯遗忘曲线**

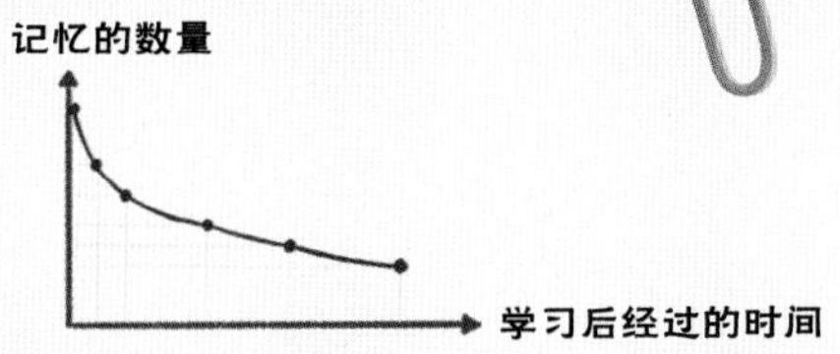


艾宾浩斯遗忘曲线是由德国心理学家埃尔曼·艾宾浩斯发现的。它描述了人类大脑对于新信息遗忘的规律。在学习新知识后，在记忆的最初阶段我们遗忘的速度很快，后来就逐渐变慢了。通过在完全遗忘开始之前的特定时间点进行复习，我们可以有效地延长记忆的保持时间。这个概念强调了通过定期的复习来巩固记忆，以应对遗忘的现象。

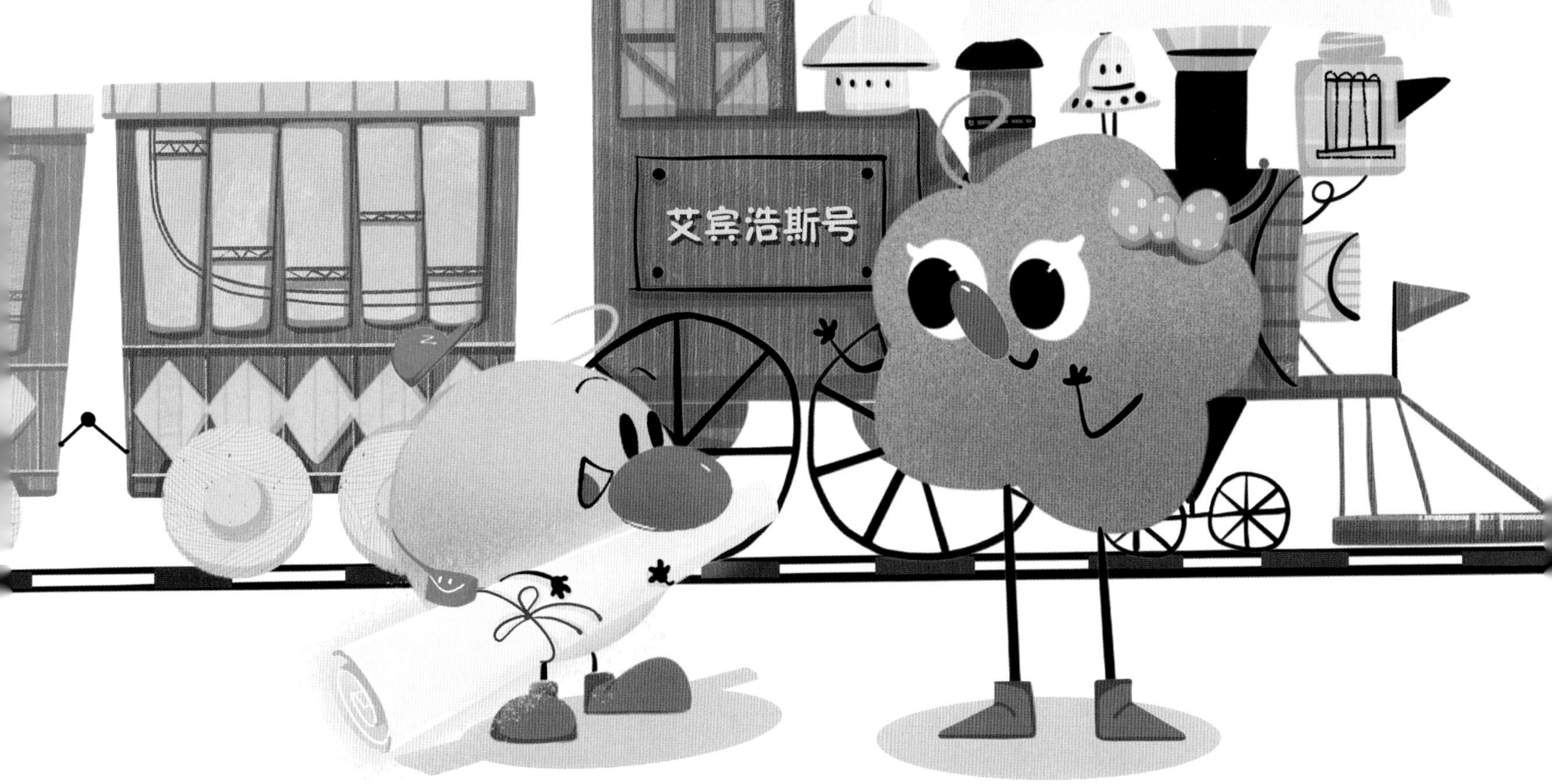


朵朵把加工好的画交给了元多多。
“视觉空间模板会帮助可可更加深刻地进行记忆。
这次的画面保证比之前的更加清晰。”

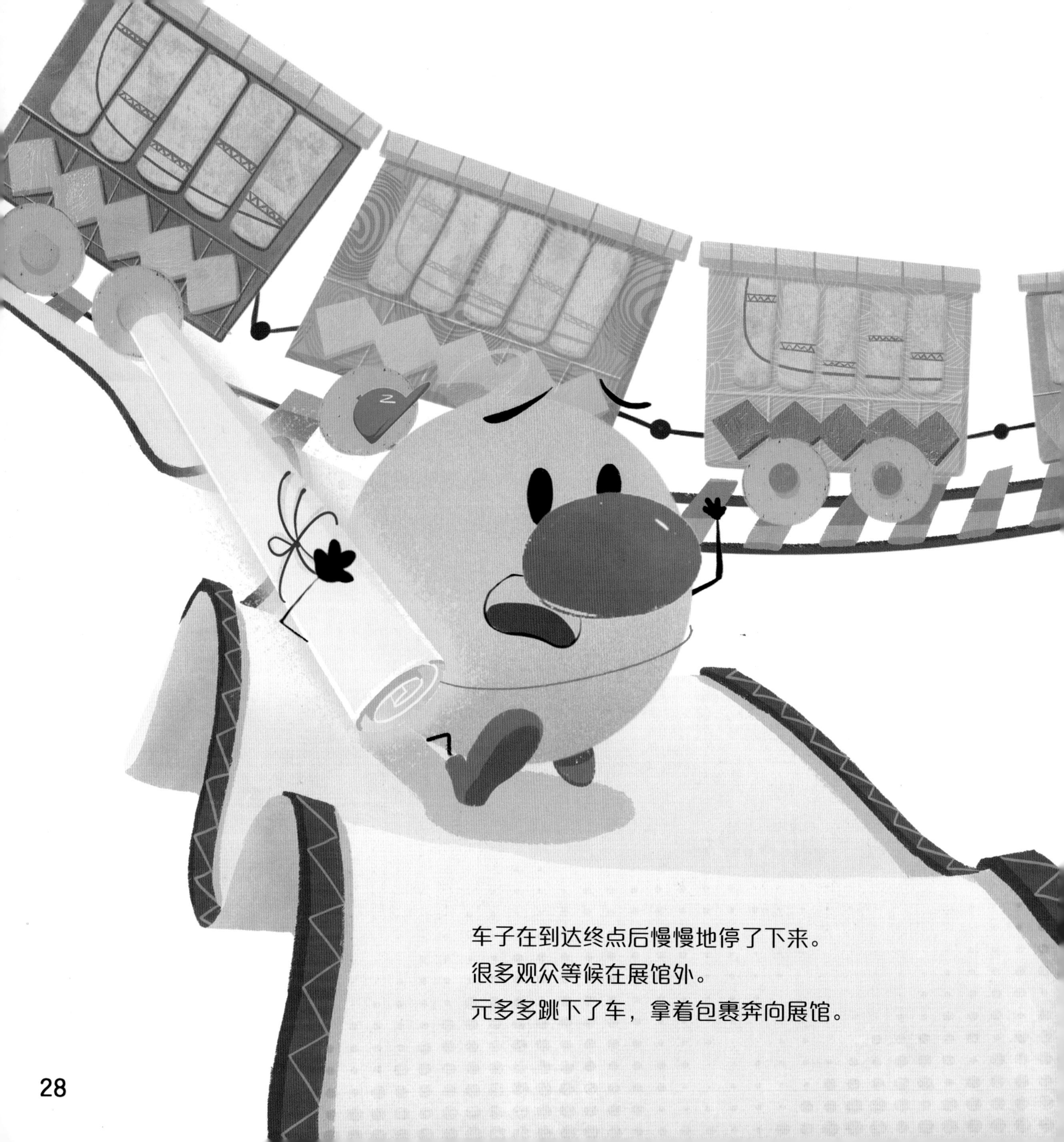

车子在到达终点后慢慢地停了下来。
很多观众等候在展馆外。
元多多跳下了车，拿着包裹奔向展馆。

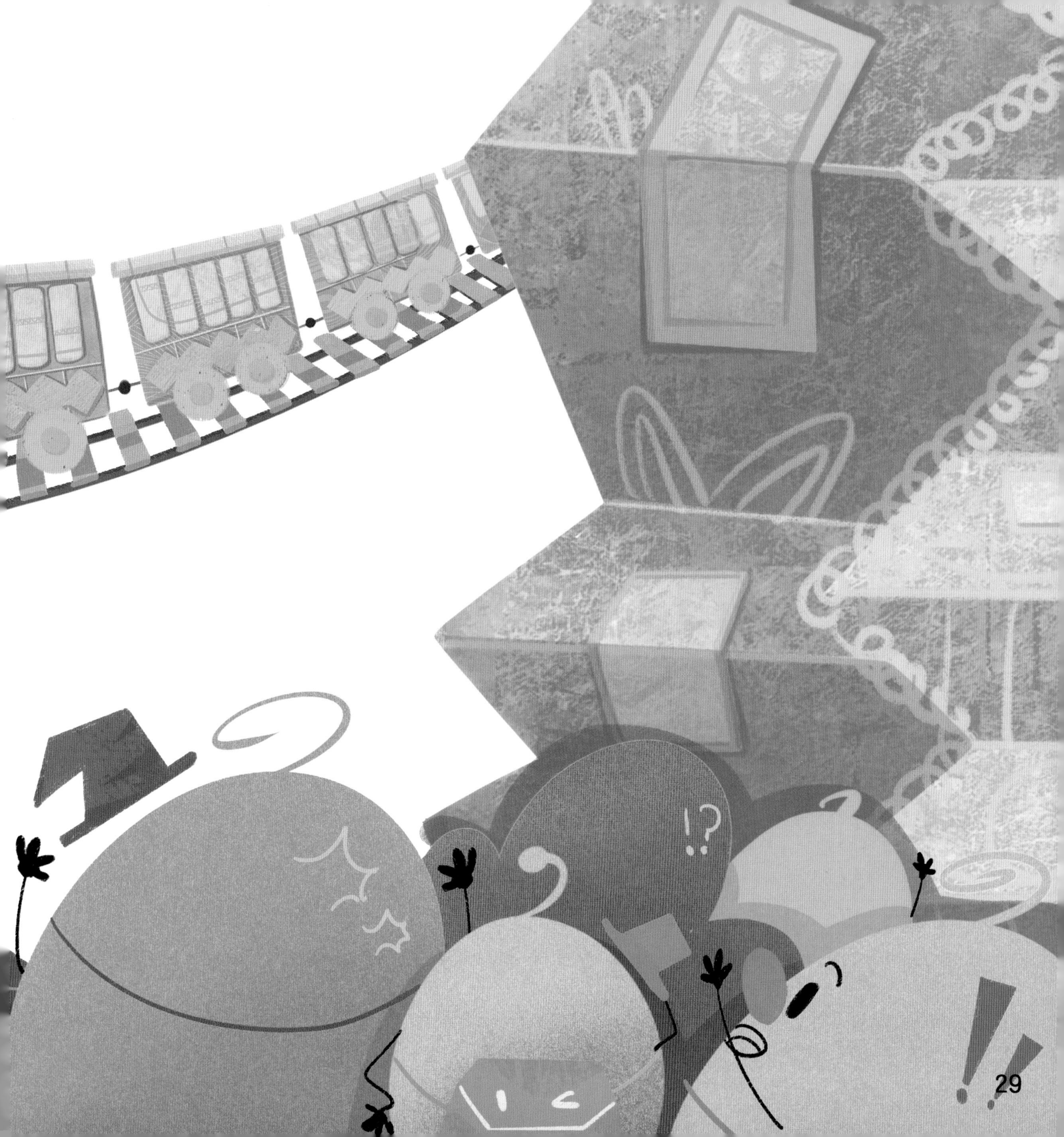

越来越多的人聚集在最后的展位前，
期待着欣赏这幅压轴作品。
忆公一脸沮丧地站在幕布前，
正要向大家道歉。

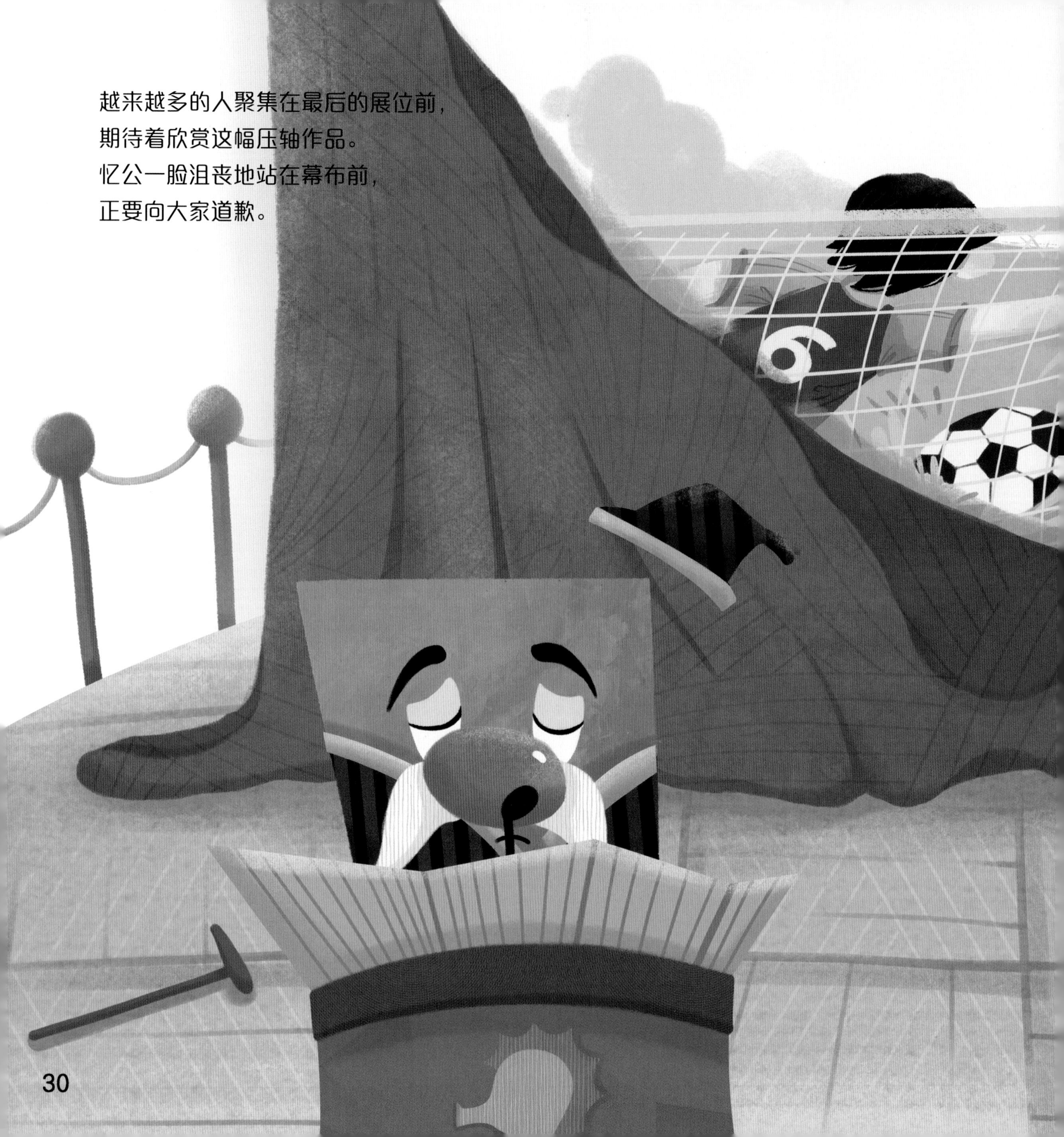

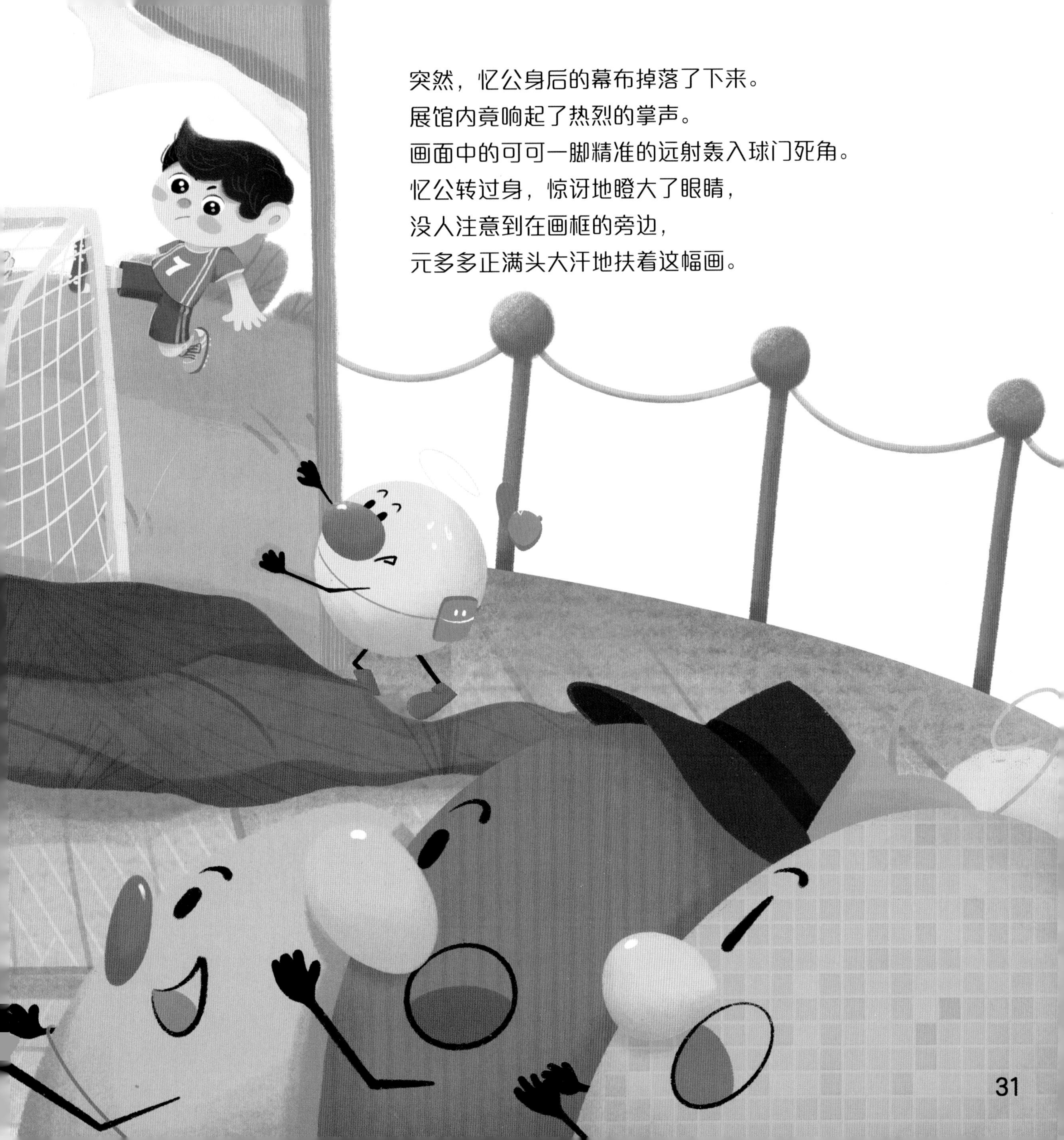

突然，忆公身后的幕布掉落了下来。
展馆内竟响起了热烈的掌声。
画面中的可可一脚精准的远射轰入球门死角。
忆公转过身，惊讶地瞪大了眼睛，
没人注意到在画框的旁边，
元多多正满头大汗地扶着这幅画。

现实中，
可可正坐在书桌旁回忆着过去一个个难忘的经历，
因为他要完成假期里老师布置的作文：记一件最难忘的事。

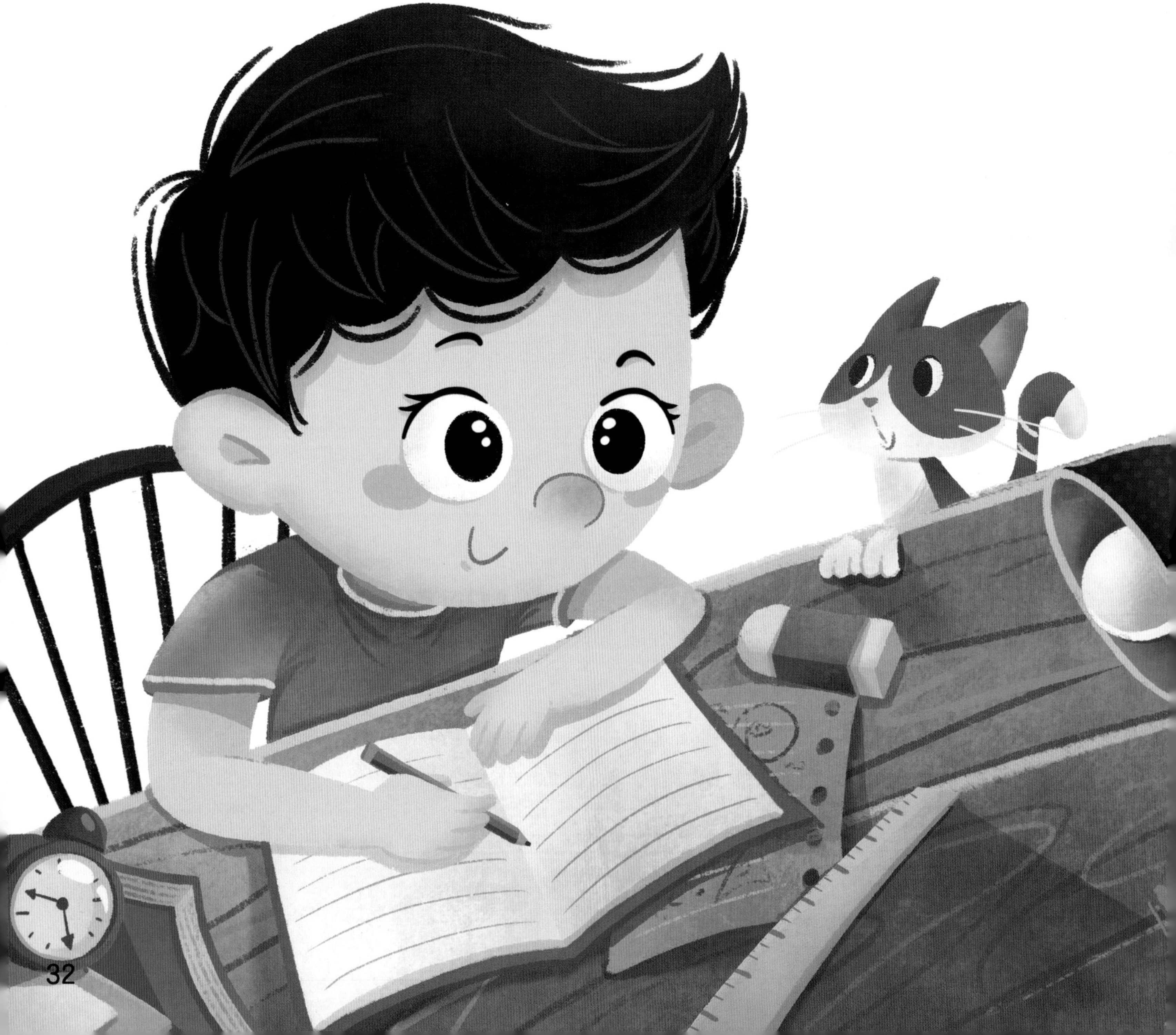

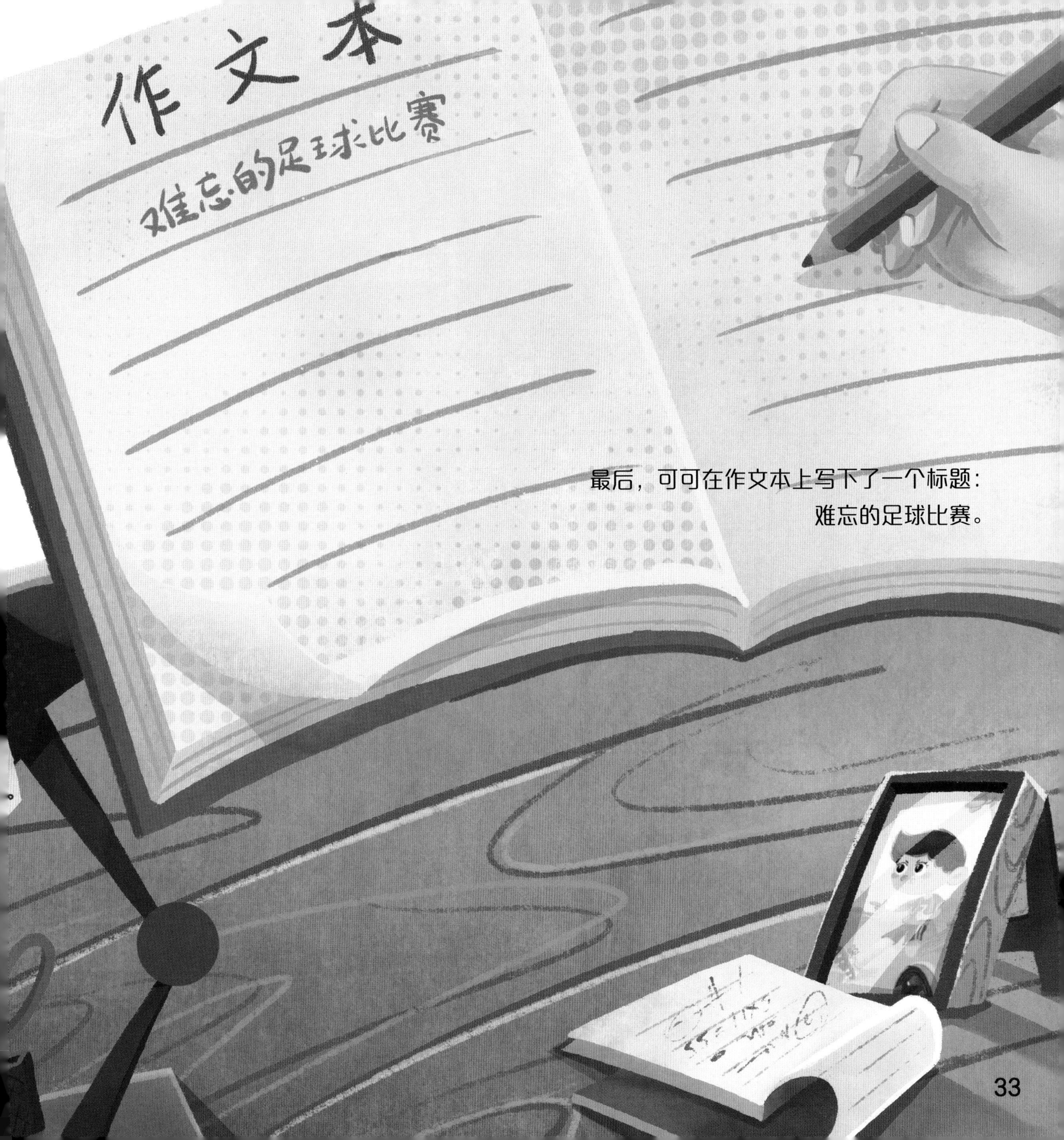


最后，可可在作文本上写下了一个标题：
难忘的足球比赛。

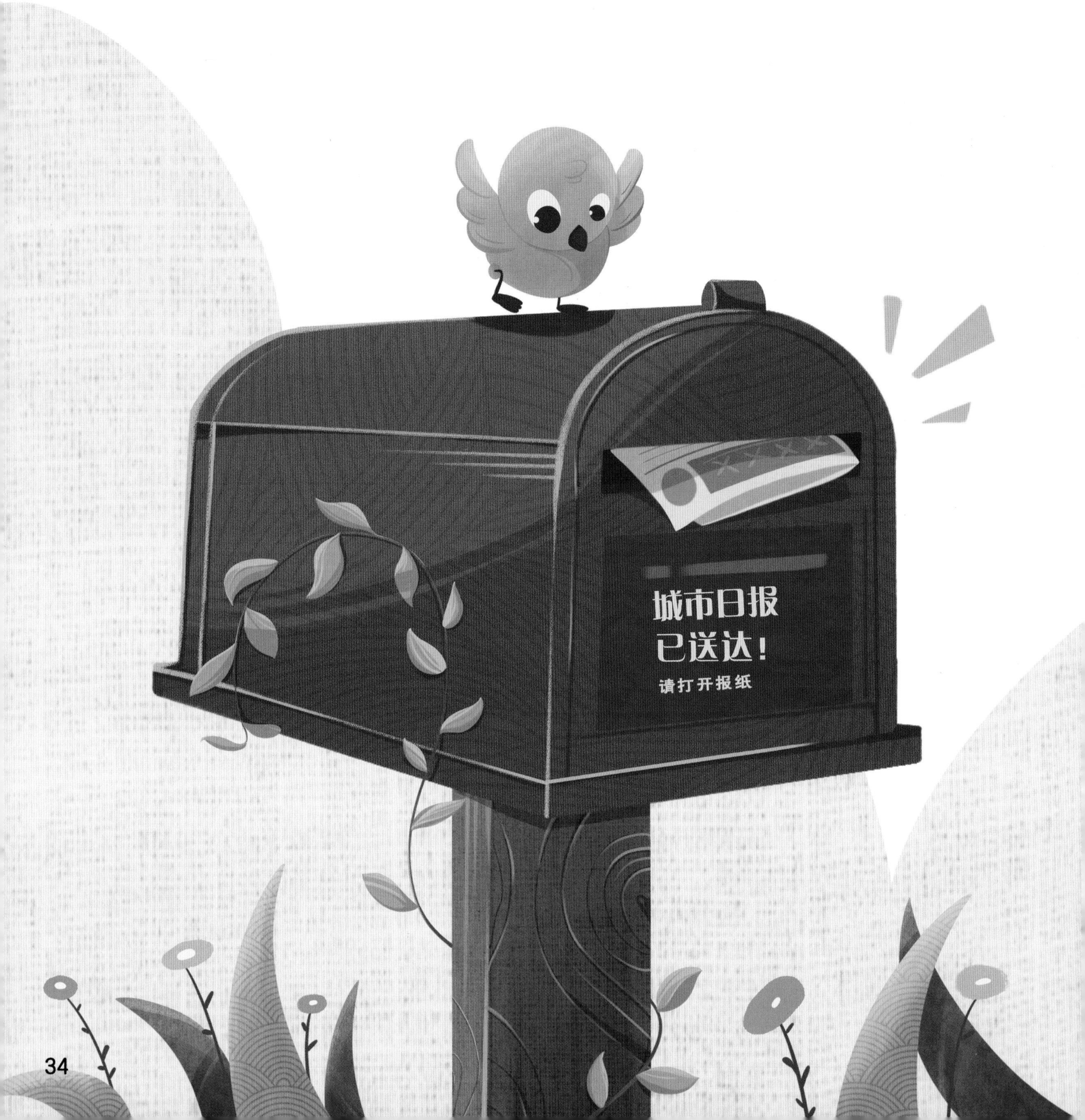
城市日报
已送达！
请打开报纸

改变或消失。

此外，儿童在早期的记忆形成过程中，更多地专注于基本的感觉和情感体验，而不是复杂的事件。随着他们的语言和认知能力的逐步发展，他们能够将经验与词汇和概念联系起来，因此能够更好地表达和理解记忆。这有助于他们逐渐建立更加持久的记忆，形成更为丰富和深刻的记忆。

明了经颅交流电刺激可以提高老年人的长期记忆水平和工作记忆水平。值得注意的是，这种记忆提升是持久的，不会随着时间的推移而消失。这一研究为我们了解大脑的可塑性和记忆改善的潜力提供了新的视角。

## 自传体记忆

自传体记忆是对个人信息或个人所经历的生活事件的回忆。研究表明，青少年时期的自传体记忆比其他时期的更加鲜明。这是因为青少年时期是人生中发生许多重大变化和事件的阶段，同时还是大脑发育的关键时期，特别是负责记忆、情绪和自我意识的海马体和前额叶皮层，这些区域的神经可塑性和突触连接的增加有利于自传体记忆的编码和储存。

## 遗忘是为了更好地学习

人脑处理和储存信息的方式是基于神经连接的强弱，而遗忘则有助于优化这些连接。当大量信息涌入大脑中时，不可能都长期保留，因此遗忘帮助我们筛选和清理不必要的信息，使得更重要的信息能够得到更好的储存和处理。

遗忘还与记忆的再构建有关。每次我们回忆信息，都会在大脑中重新激活相关的神经路径，加强相关的记忆。但每次记忆的再构建都可能导致细节的改变和信息的混淆，这被称为“记忆再建”。遗忘有助于减少错误的再建，使得我们能更准确地回忆和应用知识。

此外，遗忘还与学习效率有关。过去的研究表明，间隔性的重复学习（即在一段时间后复习之前学过的内容）能够促进长期记忆的形成。遗忘促使我们在学习过程中多次接触信息，从而进一步加深记忆。

## 记忆力提升宝典

**养成良好的学习习惯**：教会孩子制作有规律的学习时间表，每天保持一定的学习时间，帮助他们养成良好的习惯。

**提供适宜的学习环境**：创建一个安静、整洁、无干扰的学习环境，有助于孩子集中注意力，更好地学习和记忆。

**多种感官参与**：利用多种感官参与学习可以帮助记忆。例如，使用图片、声音、触感等多种方式来呈现信息，可以更加深入地刻画记忆。

**亲身体验**：让孩子通过亲身体验来学习。这有助于将知识和经验联系在一起，增强记忆。例如，实地考察、实验、角色扮演等活动。

**兴趣导向**：鼓励孩子追求自己的兴趣。对于感兴趣的内容，他们更有可能投入精力去学习和记忆。

**分段学习**：先将大块内容分成小块来学习，逐步深入，再通过总结和回顾可以巩固所学的知识。

**联想和图像化**：教会孩子使用联想、故事情节或图像等方法来帮助记忆相关事物。将抽象的知识转化成具体、有意义的形象，有助于加深记忆。

**重复与回顾**：定期回顾之前学过的内容，通过重复学习来巩固记忆。间隔式复习也是一种有效的方法，就是在一段时间后再次复习之前学习的内容。

记忆力提升宝典

# 城市今日要闻

第2期

独家出品

## 闻香识人

当人们闻到特定的气味时，可以唤起强烈的记忆和情感。这是因为嗅觉与大脑中的情感中枢紧密相连。人们可能会通过闻到某种气味回忆起童年的事情，或者与某个人在某个地方的记忆。

## 要想记得牢，先要睡得好！

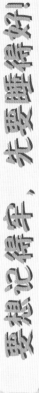

睡眠对于巩固新学到的知识、增强记忆的稳固性和灵活性具有重要作用。《科学》杂志发布的最新研究成果表明，人类的睡眠主要分为两个阶段：非快速眼动睡眠阶段和快速眼动睡眠阶段。

在非快速眼动睡眠阶段，人们进入深度睡眠，这一阶段的海马体区域会呈尖波涟漪模式。这种模式帮助海马体将新学到的记忆传递到大脑皮层区域，从而加强记忆的稳固性。

而在快速眼动睡眠阶段，大脑非常活跃，通常伴随着梦境。在这个阶段，出现了 θ 节律模式。它有助于海马体区域和前额叶皮层区域之间建立联系。这种联系提升了记忆的灵活性，使我们能够根据不同的情境和目标来使用和调整记忆。

总之，睡眠中的这两个阶段在记忆的巩固和应用方面发挥着关键作用，为我们的学习与认知提供重要支持。

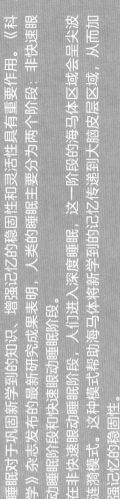

## 人类3岁前的记忆去哪儿了？

人类3岁前的记忆消失与大脑发育和神经连接的变化密切相关。在早期阶段，儿童的大脑快速成长，不断建立新的神经连接。然而，这些连接在开始阶段还不够稳定，而且大脑的整体结构也在不断发展之中。因此，人类3岁之前形成的记忆可能没有得到充分的巩固和保存。随着时间的推移，旧的神经连接逐渐被改变或淘汰……

## 电刺激可以提升记忆力吗？

《自然神经科学》杂志曾报道，研究人员使用了一种经颅交流电刺激的技术，即通过在头皮上放置电极，向大脑特定区域发送微弱且无害的电流，以改变与记忆能力相关的脑区的神经元活动状态和同步情况，这样能够显著改善记忆力。

该研究中，研究人员通过使用特定频率的刺激有选择性地刺激大脑中不同的区域，成功地证